AF395757

DE LA NÉCESSITÉ

DU SPIRITUALISME

POUR RÉGÉNÉRER

LES SCIENCES MÉDICALES

— DESCARTES ET BACON —

PAR M. PIDOUX,

MÉDECIN DE L'HÔPITAL LARIBOISIÈRE.

PARIS

TYPOGRAPHIE FÉLIX MALTESTE ET Cie,

Rue des Deux-Portes-Saint-Sauveur, 22.

1857

DE LA NÉCESSITÉ

DU SPIRITUALISME

POUR RÉGÉNÉRER

LES SCIENCES MÉDICALES.

Publications de **l'Union Médicale**, Février, Mars, Avril et Mai 1857.

DE LA NÉCESSITÉ

DU SPIRITUALISME

POUR RÉGÉNÉRER

LES SCIENCES MÉDICALES

— DESCARTES ET BACON —

PAR M. PIDOUX,

MÉDECIN DE L'HÔPITAL LARIBOISIÈRE.

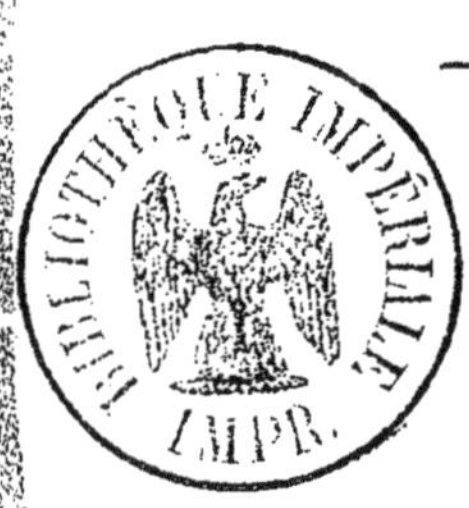
BIBLIOTHÈQUE IMPÉRIALE IMPR.

PARIS

TYPOGRAPHIE FÉLIX MALTESTE ET Cie,

Rue des Deux-Portes-Saint-Sauveur, 22.

1857

DE LA NÉCESSITÉ

DU SPIRITUALISME

POUR RÉGÉNÉRER

LES SCIENCES MÉDICALES.

INTRODUCTION.

A MONSIEUR LE DOCTEUR AMÉDÉE LATOUR,

Rédacteur en chef de L'UNION MÉDICALE.

Monsieur le rédacteur,

Vous espériez quelques bons résultats de la discussion qui a semblé un instant devoir s'engager à l'Académie sur la question du spiritualisme et du sensualisme; sur les méthodes applicables à nos études et qui découlent de ces deux philosophies; sur le parallèle des principes de Bacon et de Descartes, et des services qu'ils ont rendus aux sciences, etc.; je crois que vous vous trompez. Cette discussion eût été stérile. On ne serait pas allé au fond du sujet; on n'aurait pas abordé la différence de l'idée et de l'image; de notre nature spirituelle et de notre nature sensible. Tout se serait passé en disputes vaines sur de ces questions de méthode, qui n'étant pas rattachées aux principes métaphysiques qui les dominent, se réduisent à de véritables mécaniques pour mouvoir l'intelligence et produire des pensées, comme la manivelle d'une serinette produit des opéras. Toutefois, comme il est toujours digne et salutaire que les questions vitales des sciences soient agitées par les corps savants chargés de l'impulsion et de l'exemple, je consens à regretter avec vous l'avortement de ce grave débat. Aussi, trouvé-je que vous me faites beaucoup trop d'honneur en me priant de donner à vos lecteurs quelques réflexions sur le sujet abandonné par l'Académie. Je n'en ai ni le temps ni le désir. Cependant, s'il peut vous être agréable de choisir dans les feuilles un peu sèches que je vous remets, ce qui vous paraîtra capable d'exciter la fibre philosophique des médecins et des élèves, et de rouvrir en eux quelques veines de ce noble et fécond spiritualisme que Bacon a bouchées et qu'a corrompues l'éclectisme, je les livre à votre discernement. Il y a plus de six ans qu'elles ont été écrites pour l'UNION MÉDICALE.

C'était à l'occasion d'un concours pour une chaire de pathologie (A cette époque, la Médecine n'avait pas encore été déshonorée : les lettres et la Philosophie étaient exigées pour les épreuves du doctorat, et le concours pour celles du professorat). Cette question : *De l'intermittence dans les maladies,* avait été posée aux candidats. La manière dont elle fut traitée m'inspira un premier article inséré dans le numéro du 12 juillet 1851. En face d'un deuxième article à vous donner, et avant de présenter moi-même quelques idées sur la nature pathologique de l'intermittence, je m'étais dit (ici je me cite moi-même) : « Comment parler d'*intermittence,* c'est-à-dire, d'un moment et d'un état des maladies où tous les phénomènes se taisent, où rien, par conséquent, ne frappe les sens, devant un public sensualiste? . . . . Professer avec l'École, que les idées viennent des sens, et se mêler après cela de traiter de l'intermittence en pathologie, c'est s'engager à prendre un mot pour une chose, et à n'entendre celle-ci que grammaticalement. Voilà justement ce qui est arrivé. — L'intermittence est un intervalle plus ou moins long qui sépare deux accès d'une même maladie. (D'une même maladie, le bon sens d'un baconien peut le dire, mais je défie qu'il le tire logiquement de sa philosophie.) Telle est la définition d'un dictionnaire de la langue, la définition du mot ; mais elle n'exprime nullement l'idée pathologique ou l'idée de la chose. Par quel sens cette idée aurait-elle pu venir au médecin ? Le malade a toutes les apparences de la santé ; il ne présente à observer aucun phénomène morbide. Impossible de sortir du sens grammatical. Pour des sensualistes, il ne peut y avoir là qu'un intervalle, c'est-à-dire, rien. On ne voit pas, dès lors, comment sont liés les accès que l'intermittence sépare. Ils n'ont certainement rien de commun. Ce sont des faits complétement étrangers l'un à l'autre.

» Et pourtant, l'intermittence n'est pas un moment vide dans la maladie. Ce mot exprime une chose aussi pleine, aussi réelle, aussi active dans son ordre que le mot accès dans le sien ; car une activité, une force continuent à produire des effets pendant cette période d'incubation qu'on nomme intermittence. L'idée générale ou primitive de force, d'activité, de vie, sur qui roule la médecine, ne nous vient donc pas des sens ? Non, elle ne vient en aucune manière de l'extérieur : elle est en nous, elle nous est innée, elle fait partie de nous-mêmes en tant qu'êtres pensants. C'est par cette idée générale que nous pensons l'être, l'activité, la vie, etc... Pour elle, être et nous donner ces idées, c'est tout un. Il n'y a donc que l'intelligence de cette théorie ou du spiritualisme, pour forcer les esprits à apporter quelque profondeur dans l'examen de la question de l'Intermittence pathologique. » Etc. . . . . . .

. . . .

C'est ainsi que j'entrais en matière. Une fois lancé, je m'avançai si loin, et l'occasion de mon travail s'éloigna tellement, que toute opportunité de le publier cessa. Je l'abandonnai donc, et, à un de ses moments les plus importants, c'est celui, où esquissant l'histoire de la renaissance des sciences après le moyen-âge, je demandais au sensualisme, comment, du tombeau mystique de cette époque — où l'observation de la nature et l'expérimentation ensevelies dans la théologie, dormant sous la poussière de la scolastique et des *Sommes*, étaient remplacées par Aristote,—avaient pu s'échapper les découvertes les plus hardies : des explorations grandes comme la terre et sublimes comme les cieux ; premiers effets d'une puissance inouïe d'observer et de déchiffrer ce que le génie antique n'avait pas même épelé.

Je ne veux pas reprendre aujourd'hui la suite de ces pages oubliées et proposer une réponse à la question accablante que l'histoire adresse au sensualisme à cet endroit. Mais j'ai un autre scrupule : c'est la nature ardue du sujet et la forme trop abstraite, j'en conviens, et trop dure avec laquelle il est traité. Je me flatte qu'aujourd'hui, je saurais mieux éviter ce dernier défaut, même en écrivant de la nue métaphysique. Il est bien vrai, qu'on ne peut changer la nature des choses, et que cette science de la pensée pure ne se laisse pas saisir à première vue par tout le monde. Pourtant, tout le monde y prétend sans l'avoir étudiée. On trouve naturel de ne pas lire à livre ouvert dans la *Mécanique céleste* de Laplace ou la *Philosophie naturelle* de Newton, et on déclare que Platon, Descartes, Leibnitz, Bordas-Demoulin, etc... sont des rêveurs, parce qu'on n'aura pas mordu aussi facilement au *Parménide*, aux *Méditations métaphysiques*, aux *Nouveaux essais*, à la *Théorie de la substance et de l'infini* qu'à ces romans de la pensée sortis de l'imagination de Condillac, de Lamennais, de Cabanis et de Broussais.

Les sensualistes et toute l'École médicale de Paris, ne se doutent peut-être pas que leurs théories philosophiques et physiologiques sont faites avec l'imagination, rien que l'imagination, et que la pensée y a le moins de part possible. En philosophie, on les voit toujours confondre la sensation avec l'idée, l'esprit avec le cerveau, les collections de faits avec des principes. En physiologie, ils veulent à toute force expliquer les faits de sensibilité, de nutrition, de contractilité, par des idées de grandeur, de quantité, de nombre, de vitesse, de plus et de moins. Ils croient comprendre les actions organiques avec des idées de carré ou de rond, d'épais ou de fluide, de légèreté ou de pesanteur, de rapport ou de disproportion entre des diamètres donnés, de frottement ou de glissement, de stase ou de mouvement, de froid ou de chaud, de laxité ou de resserrement, de haut ou de bas, de droite ou de gauche, etc..... Impossible à leur esprit de faire plus d'honneur à l'auteur de l'organisme vivant qu'à un constructeur de machines. Dieu a fait l'homme à son image et ressemblance; ils veulent absolument faire Dieu à l'image et ressemblance de l'homme. Ils conçoivent la nature sur le modèle de l'art, et refusent d'admettre la vie parce qu'ils n'en fabriquent pas. Aussi, la physique du globe et la météorologie, calquées sur la physique un peu puérile du laboratoire et rapportées, comme à leur type, aux expériments et à la science de l'Institut, sont-elles, la météorologie surtout, d'une telle insuffisance et d'une grossièreté si indigeste devant la nature et la vie, qu'elles ne peuvent ni prévoir ni modifier le plus petit phénomène météorologique! On accumule sur cette science des masses incalculables de faits, on dresse des statistiques gigantesques, et on attend avec un baconisme imperturbable, que la science en sorte toute seule. Bref, la physique et la chimie ont fait d'immenses, de splendides progrès, mais bien plus applicables à l'industrie et aux arts, qu'à l'explication des phénomènes naturels. Les forces de la nature ne sont encore guère connues qu'abstraites, qu'artificiellement détachées du tout vivant dont elles font partie. Aussi, n'est-il pas douteux, que les instruments puissants qu'ainsi abstraites elles ont mis aux mains de l'homme pour dompter la nature dont hier encore il était esclave, ne le conduisent un jour, après l'avoir soumise, à la connaître en elle-même et à la modifier à son gré.

Tel est le but des sciences physiques; comme celui des sciences physiologiques est d'assainir et de roborer l'homme pour qu'il règne libre de corps et d'esprit sur la terre régénérée. On verra bien qui a plus fait pour cela du spiritualisme ou du sensualisme, de Descartes ou de Bacon.

Salut et confraternité.

PIDOUX.

8 Février 1857.

CHAPITRE I.

ORIGINE DES IDÉES ET DU SAVOIR.

I

*Les idées générales, bases du savoir, sont les propriétés essentielles de
l'esprit ; elles ont pour caractère de se connaître elles-mêmes et de
servir par là à connaître ce qui n'est pas elles.*

L'école nosographique qui a transporté la Médecine sur le terrain de
l'histoire naturelle, est issue de la philosophie sensualiste. Nous le savons
aussi bien que cette école : la Médecine est une science d'observation ; en
d'autres termes, l'esprit ne trouve pas en lui les faits que la Médecine a
pour objet de connnaître ; ils lui viennent du dehors. Mais si c'est hors de
lui que l'esprit doit chercher les faits ou les matériaux des sciences d'observation, c'est en lui qu'il trouve la raison de ces faits. On n'est pas sensualiste pour admettre la première de ces propositions ; mais on l'est certainement quand on nie la seconde. Le sensualisme consiste, en effet,
à prétendre que les idées nous viennent des sens, et par conséquent,
des objets qui agissent sur eux. C'est à la sensation elle-même qu'il
demande sa cause, et au phénomène sa raison d'être. Il prend l'image
pour l'idée. Or, qu'est-ce qu'une science d'observation ? c'est un ensemble de notions ou d'idées représentatives d'un ensemble de faits qui
existent hors de nous, soit dans la nature (physique, chimie, géologie,
botanique, Médecine), soit dans la société (histoire, politique, morale).
Les faits dont se composent la physique, l'histoire naturelle, la Médecine, nous sont donnés par les sens. Mais que nous en donnent les
sens ? La pure impression, rien de plus. Cela suffit-il à la science ? Non :
elle cherche la notion ou l'idée. Les sens, encore un coup, ne donnent
que le phénomène ou l'apparence de ce qui est dans les corps, et la sen-

sation n'est autre chose que notre cerveau modifié par un objet extérieur ou par les impressions qui naissent du jeu même des organes. Mais si les phénomènes ne sont rien, comme le mot l'indique, que les apparences de ce qui est dans les corps, c'est évidemment que les sens ne pénètrent pas dans la substance de ceux-ci ; c'est qu'ils n'atteignent pas l'être, la force ; et pourtant la science l'exige. L'esprit, il est vrai, n'y pénètre pas davantage en se portant au dehors ; mais il a en lui ce que n'ont pas les sens, quelque chose qui lui représente la substance et la force : c'est l'idée d'être ou de substance, de force, de vie, d'activité. Ce quelque chose de spirituel ou d'intelligible qui s'appelle idée générale, ne représente pas explicitement la force et la substance de chaque corps en particulier, mais la force et la substance en général. Pourtant, les idées particulières de toutes les forces et de toutes les substances, doivent s'y trouver représentées comme possibles ; autrement, le général et le particulier n'ayant pas le même être, il n'y aurait aucun moyen de les réunir pour former la science.

L'idée, qu'il faut apprendre à distinguer de l'image, ce n'est rien de sensible, rien de figuré, car il n'y a dans la raison ni étendue matérielle, ni son, ni couleur, etc. La représentation est spirituelle ; elle se fait d'une manière intelligible, ou ce qui revient au même, d'une manière qui ne peut pas être sans se connaître en même temps, et qui réunit nécessairement l'être et la perception de l'être. Ce par quoi nous connaissons l'être, la vie, la force, la cause, l'effet, le nombre, le rapport, les propriétés des choses, en un mot, l'idée primitive ou générale, n'a rien qu'un sens puisse saisir, rien que l'imagination puisse se représenter, rien par conséquent qui vienne des sens et de l'imagination ou des objets qui agissent sur eux. Ce sont des abstractions, dira-t-on ; d'accord ; mais où l'esprit les prend-il ? en lui évidemment ; donc elles y sont : c'est tout ce que je veux prouver. N'est-ce rien en effet, qu'une abstraction, je veux dire ce qui est abstrait ? Gardons-nous de le croire : nous détruirions la réalité et jusqu'à la possibilité de la connaissance. Quand par l'abstraction on a séparé d'un objet toutes ses qualités sensibles, ne reste-il rien ? Il reste encore entière l'idée de cet objet, car elle n'est entrée par aucun sens. J'abstrais successivement d'une fleur toutes ses qualités particulières, sa couleur, son odeur, sa forme, etc., et quelque chose subsiste intact dans mon esprit, c'est l'idée de cette partie de la plante où sont réunis les organes de la reproduction. Cette idée est si peu inséparable des qualités sensibles particulières que j'en ai abstraites, que quelles que soient celles-ci, et elles peuvent varier à l'infini, l'idée générale reste la même, et s'applique à toutes les fleurs.

Ce qu'il y a de général dans l'idée de fleur ou de tout autre objet, fait le fond immuable de mon esprit, puisqu'il ne saurait le tirer que de sa propre nature, de sa constitution même. Le cercle est une circonférence dont tous les points sont à une distance égale d'un point central : voilà l'idée générale du cercle ; elle convient à une infinité de cercles particuliers. La vue de toutes les figures circulaires du monde n'éveillera pas cette idée chez un animal. Elle en éveille la perception chez l'homme, pourquoi ? parce que le fond, parce que l'idée même y est.

Ce qu'il y a de particulier à tel ou tel cercle, à tous les objets qui ont cette forme, voilà ce que les sens nous donnent. Ce qu'il y a de général dans le cercle, ou de commun à toutes les figures circulaires, en un mot, l'idée générale du cercle, voilà ce que les sens sont incapables de donner, et ce qui doit être dans l'esprit pour pouvoir s'appliquer à tous les cercles et en produire la notion. N'est-ce donc rien que cela ? Inconcevable erreur, que de croire que ce qui produit la connaissance, ce que nous saisissons en nous quand nous pensons, l'idée, enfin, ne soit rien ; de croire qu'une idée abstraite, ou une idée générale ne soit qu'un mot ! Sans doute, elle n'est rien hors de la pensée, c'est-à-dire rien si nous voulons la réaliser dans la nature, comme font les ontologistes ; mais considérée en elle-même, elle a une réalité aussi incontestable que celle de notre substance pensante, dont je le répète, elle forme une partie.

Broussais reprochait aux anciens, et on pourrait reprocher encore à quelques modernes, de réaliser comme des êtres indépendants de l'organisme, la fièvre, le rhumatisme, la syphilis, etc., qui ne sont que des abstractions tirées de l'observation des individus affectés de fièvre, de rhumatisme, de syphilis. Ces affections, en effet, ne consistent qu'en des modifications déterminées de l'organisme vivant. L'esprit, n'envisageant dans ces maladies distinctes que ce qu'elles ont de commun, et le séparant par abstraction des phénomènes particuliers toujours plus ou moins variés qu'elles présentent dans chaque individu, puis fixant cette notion abstraite par un mot, crée dans la science, la fièvre, le rhumatisme, la syphilis. Ne sont-ce que des mots ? ou bien, ces mots expriment-ils hors de notre esprit des choses distinctes de l'organisme ? Ni l'un ni l'autre. Plus que des mots, moins que des êtres, la fièvre, le rhumatisme, la syphilis en général, ou les idées de ces maladies, sont quelque chose de réel dans notre esprit ; de plus, elles y représentent quelque chose de réel dans l'organisme. Quoi, demandera-t-on ? Elles représentent, dans l'esprit, ce que dans l'organisme toutes les affections syphilitiques, par exemple, ont de commun, et ce qui les différencie des autres maladies. N'est-ce rien que cela ? Toutes les autres maladies peuvent se traduire par des phénomènes semblables, moins cet élément spécifique qui leur imprime à toutes le cachet syphilitique. L'inflammation, l'ulcération, la suppuration, la douleur, l'amaigrissement, etc., manifestent ou peuvent manifester toutes les diathèses. Qu'est-ce donc qui distingue les mêmes phénomènes généraux dans la syphilis ? C'est précisément ce principe que nous appellerons l'élément universel de la syphilis pour le distinguer de l'élément particulier. Celui-ci consiste dans les phénomènes que je viens aussi d'abstraire et d'énumérer, et qui peuvent se rencontrer dans les maladies les plus différentes, alors que l'autre élément, l'universel syphilis ne saurait s'y rencontrer sans les *syphiliser*. Or, cela, n'est-ce donc rien de réel ? Quoi ! ce qui imprime à un phénomène particulier son unité, son immuabilité, son espèce ; ce qui fait que cette maladie est la syphilis, et non une autre, ce qui est partie intégrante d'une substance, la moitié d'un tout, ne serait pas quelque chose de subsistant dans cet objet, et n'existerait que dans notre pensée ? Il n'y aurait donc de réalité que dans l'esprit ? Ne voyez-vous pas qu'en fuyant la doctrine de l'innéité des idées générales ou primitives, vous vous jetez dans l'erreur de l'innéité des idées particulières et contingentes, ou des faits dans l'esprit, et que pour éviter le spiritualisme qui professe que les idées primitives viennent de nous, et les idées contingentes des sens, vous affrontez l'idéalisme qui place en nous-mêmes l'origine des idées contingentes aussi bien que des primitives, et détruit ainsi le monde extérieur ?

Mais je crois apercevoir la cause de votre répugnance à admettre la réalité subsistante hors de nous de cet élément universel, et par exemple, de l'universel goutte ou syphilis. Vous m'accusez peut-être de prétendre que cet élément existe ou peut exister indépendamment de l'élément particulier et multiple, qui donne à la maladie sa forme, par opposition à l'élément universel qui lui imprime sa nature ; vous m'accusez de prétendre que l'élément un, immuable, universel de la syphilis, existe ou peut exister en l'absence d'un ou de plusieurs éléments particuliers quelconques, c'est-à-dire qu'il peut exister sans forme ou manifestation, comme congestion, inflammation, pus, ulcération, engorgement, spasme, douleur, vice de nutrition, de sécrétion où d'innervation quel qu'il soit. Si je prétendais cela, je serais absurde en effet, comme on l'a été scolastiquement autrefois, et comme le sont encore aujourd'hui sciemment, ou à leur insu, tous ceux qui prennent le nom de vitalistes. Dans la célèbre querelle entre les réaux et les nominaux, ceux-ci prétendaient, comme l'École de Paris, que l'élément universel ou général de toute chose n'est qu'un mot ; les réaux ou réalistes, au contraire, soutenaient qu'il est une réalité concrète et indépendante. C'est ce que les vitalistes ontologistes, débris du péripatétisme réfugié à Montpellier (cette école fameuse qui descend d'Aristote par les Arabes), continuent à enseigner. Nominalisme de l'École de Paris, réalisme de l'École de Montpellier : deux systèmes qui fuient la vérité en se tournant le dos, et la laissent entre eux.

II

Idée d'une maladie où n'entre aucun élément fourni par les sens.

Enlevez successivement à la syphilis toutes les formes sous lesquelles elle peut se montrer, et vous ne détruirez pas ce qui étant commun à toutes et à chacune, leur imprime la nature spécifique de la maladie vénérienne. Elle n'est ni la rougeur, ni la tumeur, ni la douleur, ni la chaleur, ni le pus, ni l'ulcération, ni la fausse membrane, ni quelque autre lésion ou produit que ce puisse être. Sa spécificité n'est attachée à aucune de ces altérations en particulier. Il lui en faut, il est vrai, mais des altérations quelconques, parce que, dans toute substance, dans tout être ou partie d'être, le général ne peut pas plus exister sans le particulier que l'unité ne peut exister sans le nombre, et réciproquement. Ce n'est pas que l'ensemble de ces altérations constitue davantage la syphilis qu'une ou quelques-unes d'entre elles ; car l'universel n'est pas formé par l'addition de tous les éléments particuliers. Pourtant, si aucun d'eux ne se manifestait plus, l'unité syphilis n'ayant plus de manière d'être, n'aurait dès lors, non plus d'être. En effet, si l'ensemble des symptômes de la syphilis ne constitue pas l'unité de cette maladie, il est au moins bien certain, que cette unité en dépend ou lui est indissolublement liée. La syphilis sans une altération particulière quelconque pour la déterminer, est quelque chose d'aussi insaisissable, d'aussi impossible, d'aussi vague que l'unité qui ne serait pas le principe générateur des nombres. Et néanmoins, l'unité et le nombre, le général et le particulier, et dans mon exemple, l'unité syphilis et les éléments de ses formes infiniment variées, sont, quoique inséparables, choses très différentes.

Mais que reste-t-il à la syphilis, ajoutera-t-on, après que vous en avez ôté tous les symptômes, inflammation, pus, ulcère, induration, etc., moins l'unité syphilis ?

Il reste l'idée d'un mal plus mystérieux et plus impur que la multitude de ceux dont l'espèce humaine porte les germes innombrables ; d'un mal enraciné dans les organes conservateurs de cette espèce, lesquels, déjà passibles de toutes les autres affections morbides, sont ainsi frappés d'une double corruption ; d'un mal qui a mis des siècles à s'y composer et à s'y concentrer jusqu'à la puissance spécifique et virulente ; qui infecte de là toute l'organisation, y devient constitutionnel, mais qui, dès ce moment, commence à dégénérer, se décompose, se déconcentre, dépose sa virulence pour aller se fondre graduellement dans la maladie la plus funeste après lui à la force formatrice, la scrofule, ce produit indirect de la misère et du vice accumulés par les générations, cette expression dernière de la débilité de l'espèce qui pourrait s'y anéantir sans l'action constamment réparatrice de la civilisation.

Eh bien! adoptez pour un instant cette notion générale de la syphilis, et répondez-moi à deux choses : premièrement, exprime-t-elle quelque chose de réel dans l'organisme qui ne soit ni congestion, ni rougeur, ni pus, ni induration, ni aucune des lésions communes à toutes les maladies? En second lieu, par quels sens l'idée de ces réalités sur la nature de la syphilis vous est-elle venue? Laissez-moi vous demander avec un grand philosophe qui disait de l'origine de toutes nos notions générales : « Par où sont-elles entrées en vous? qu'elles le déclarent, si elles le peuvent. Je visite toutes les portes de ma chair, et je n'en trouve pas une qui leur ait donné passage. Les yeux disent : si elles sont colorées, nous les avons annoncées; si elles sont sonores, disent les oreilles, nous les avons introduites; si elles sont odorantes, disent les narines, c'est par nous qu'elles ont passé. Le goût dit encore : si il n'est pas question de saveur, ne me demandez rien! et le tact : s'il ne s'agit pas de corps, je n'ai point touché, et partant, je n'ai rien dit. Par où se sont-elles glissées dans ma mémoire? Je l'ignore, car en les apercevant, ce n'est pas sur le témoignage d'une intelligence étrangère que je les ai crues, mais j'ai reconnu leur vérité dans mon esprit; je les lui ai remises comme un dépôt pour me les rendre à mon désir. Elles étaient donc en moi avant que je ne les connusse, sans être dans ma mémoire; mais où donc? et comment, quand on m'en a parlé, les ai-je reconnues en disant : il est ainsi, c'est vrai; si elles n'étaient déjà dans ma mémoire, mais ensevelies au loin, et à de telles profondeurs, que peut-être, *sans indication*, ma pensée ne les eût jamais exhumées? » (*Saint Augustin.*)

A coup sûr, c'est à l'observation des phénomènes de la syphilis, à l'*indication* qu'ils m'ont fournie, que je dois d'avoir pu me former cette idée de sa nature; et ces phénomènes, je les ai perçus à l'aide de mes sens. Mais encore une fois, l'idée générale qu'en a conçue mon esprit, est fort distincte de toutes les impressions faites sur mes sens par la couleur, l'odeur, la forme, la consistance des altérations sensibles que cause la vérole à nos tissus vivants. Ces altérations auraient eu beau frapper mes sens comme elles frappent ceux d'un animal, que si je n'avais pas eu plus que lui préexistantes en moi, les idées de bien et de mal, d'ordre et de désordre, d'origine et de durée, d'évolution et de concentration, de similitude et d'opposition, et une foule d'autres nécessaires pour former la notion que j'ai donnée de la syphilis, j'aurais été impuissant à tirer de ces impressions autre chose qu'elles-mêmes. Entre elles et l'idée la plus simple, l'idée qu'elles sont, c'est-à-dire l'idée D'ÊTRE, il y a l'infini, ces impressions étant dans mon cerveau comme un pur fait destiné à s'ignorer éternellement, et l'idée qu'elles y sont, ou l'idée d'être, étant dans mon âme, ou étant mon âme même pensant qu'elle est : JE PENSE, DONC JE SUIS.

III

Les représentations sensibles des objets, ou les sensations, constituent les propriétés essentielles du cerveau, comme les représentations intelligibles de ces mêmes objets ou leurs idées, constituent les propriétés essentielles de l'esprit.

On l'a vu : les sens nous indiquent l'existence du fait; et le fait ou ce qui est fait, c'est l'idée réalisée au dehors. Il fixe l'esprit par le phénomène, le tient en présence de l'objet à connaître et l'empêche de s'égarer ailleurs. Voilà la fonction des sens; n'est-elle pas assez importante? La transformation de la sensation en idée, imaginée par Condillac, est une de ces naïvetés philosophiques qu'on ne discute plus. Si notre entendement ne renferme pas essentiellement en lui les raisons des choses; s'il n'est pas, comme dit Leibnitz, l'enchaînement des vérités nécessaires : entendement, intelligence, esprit ne sont que des mots. Qu'on nous en débarrasse pour la clarté des idées, la simplicité du langage et la paix des Écoles. Mais aussi, je veux, au nom de leur bon sens et de l'unité de leur système que je connais mieux qu'eux, je veux que les sensualistes secouent loyalement tout préjugé et soient une fois conséquents, car c'est la seule gloire de l'erreur; je veux, que puisque pour eux, la pensée et la philosophie ne sont rien, la sensation et le cerveau tout, ils confessent franchement la phrénologie..., et non seulement la phrénologie comme physiologie du cerveau, — je la confesse dans son principe, moi spiritualiste — mais comme philosophie ou science de la pensée. Nous la purgerons facilement des inconséquences spiritualistes sous lesquelles le sens moral ou le respect humain de Gall avaient cru la déguiser. Cet hommage involontaire rendu à la réalité de la pensée et de la métaphysique, n'empêche pas le prétendu système philosophique de l'illustre anatomiste de n'être que la physiologie du cerveau. Toutefois, si l'ordre matériel est à l'infini du domaine de l'entendement pur, c'est au moins quelque chose de singulièrement beau et transcendant dans cet ordre, que ce merveilleux sommaire de l'organisation et de la physiologie qu'on nomme un cerveau ! La phrénologie nous présente ce miroir vivant de l'univers sensible; et la physiologie du cerveau prend dans ce système une de ses dates mémorables. Gall a découvert ce petit monde que chaque homme porte sur ses épaules, et où la science de l'avenir montrera renfermées dans un ordre d'activité supérieure et d'une manière éminente et spontanément représentative, toutes les propriétés du monde physique...

C'est à ces propriétés sensibles que sont substantiellement unies les propriétés intelligibles ou les idées qui forment notre esprit. Il ne voit donc pas les objets physiques eux-mêmes, mais les images vivantes qui les représentent dans le cerveau à qui il est uni pour connaître le monde extérieur.

Admirons ici les étranges contradictions de l'erreur! La plupart des matérialistes, ceux de nos jours surtout, n'ont jamais su voir dans les corps que des propriétés mécaniques; et personne ne fait moins d'honneur qu'eux à l'unique substance qu'ils reconnaissent. Avec de l'étendue et du mouvement, ils croient lui pouvoir faire produire toutes les merveilles de l'univers physique et de l'organisme animal. Il faudra que le spiritualisme leur apprenne les perfections de la matière active, car ils ne l'ont jamais conçue que passive et la passivité même.

IV

Les idées générales qui constituent notre esprit nous représentant les propriétés des corps, nous devons concevoir ceux-ci comme nous nous concevons nous-mêmes.

L'homme est naturellement porté à concevoir les corps comme il se conçoit lui-même : actifs, doués de forces essentielles et déterminées, s'il se sent lui-même une activité essentiellement libre et pensante, portant en soi les éléments constitutifs de la connaissance et du vouloir ou les idées et les sentiments : passifs ou de pures réceptivités, recevant du dehors toutes leurs déterminations, si comme l'ont fait Locke et Condillac, M. de Bonald, M. de Lamennais et à leur suite tous nos séminaires, il rejette l'innéité des idées générales et prend son âme pour une substance sans propriétés, car une intelligence sans idées n'est pas autre chose. De cette âme toute nominale à se passer d'âme pour expliquer la connaissance, il n'y a qu'un pas. Ce pas conduit du sensualisme au matérialisme. Destutt-Tracy, Cabanis et Broussais l'ont franchi, reprochant justement à Locke et à Condillac leur inconséquence et leur pusillanimité.

Comme on conçoit sa propre faculté de penser, on conçoit donc les corps; et en vérité, le contraire serait bien surprenant. Quand nous observons les corps, que faisons-nous que nous percevoir nous-mêmes à l'occasion de l'impression que les corps font sur nous? Et comment les pourrions-nous concevoir actifs, en concevant passive la substance qui nous les représente, en qui nous les percevons, ou qui nous en donne l'idée? Les voyons-nous donc en eux-mêmes? Encore un coup, saisissons-nous d'eux autre chose que leur représentation sensible ou leur image dans notre cerveau, et leur représentation intelligible ou leur idée dans notre esprit? Et si dans nos théories, les représentations ont lieu passivement ou sont passives, pourrions-nous concevoir autrement les choses représentées? Non sans doute, puisque nous ne jugeons ces choses que par ces représentations, qui constituent ainsi les éléments de nos jugements. *Externa non cognoscit anima, nisi per ea quæ sunt in semetipsâ.* (Leibnitz).

Ne suit-il pas de là, que les sensualistes déclarant l'âme passive dans la connaissance, et, à moins d'être phrénologistes, faisant le cerveau passif dans la sensation, ne doivent concevoir les corps que comme passifs, la matière que comme étendue et susceptible de mouvement ? Cela est évident. Les voilà donc tombés dans l'inconséquence la plus humiliante, qui est de vouloir tout placer dans les corps, et de ne savoir y mettre en réalité que l'étendue des mathématiciens, des choses sans propriétés, sans activité, sans vie ; d'exalter la matière au détriment de l'esprit, et après l'avoir en quelque sorte divinisée, de ne s'en faire qu'une idée incomplète, inanimée, purement quantitative, que plus tard vous les verrez forcés de vivifier par les chimériques évocations de l'animisme, fluides, éthers, feu invisible, vapeurs impondérables, âmes au besoin et toutes les moitiés de substance indispensables au mécanicisme.

Prédicateurs aveugles de la matière, faites une fois dans la vie attention à vous-mêmes, et essayez de comprendre, si vous le pouvez, cette énergie interne des corps bruts par qui ils cohèrent, pèsent, sont stables ; cette fécondité magnifique des corps vivants par qui ils sont spontanés, instinctifs, sympathiques, sociables ; essayez, dis-je, de le comprendre autrement qu'en appliquant à ces êtres les idées et les sentiments qui sont en vous, qui sont vous-même, et par lesquels vous vous percevez un être consistant, stable, identique, doué, si je peux ainsi dire, d'une force interne de résistance et de cohésion, et de plus, un être libre et fécond, du fond immuable et un de qui procèdent sans cesse des idées et des affections, etc.... je vous en défie !

Ce mot de fécondité, synonyme de nature et de vie, c'est le mot de notre science, et il ne peut signifier pour vous que le nombre, la multiplicité, fait toujours accompli, ne s'accomplissant jamais, et nullement la multiplication ou la force génératrice. La notion vous en est fermée, et celle de physiologie qui n'en est que l'histoire et l'explication. Pour vous, toutes choses sont mues de l'extérieur, comme l'est une girouette, comme d'après vous, le serait votre esprit, qui sans force intérieure, ne doit, ne peut en attribuer à rien de ce qui n'est pas lui. Heureusement, il vaut mieux, et la matière aussi, que les théories que vous en donnez. Mais si les fausses philosophies, et le sensualisme, par exemple, n'empêchent pas l'esprit d'être ce qu'il est au fond, elles nuisent singulièrement à son développement, et le déforment. Incapable de voir juste chaque chose en elle-même, s'il est naturellement vigoureux, sa force n'est plus que la logique de ses erreurs.

Maintenant, je vous le demande : qu'avez-vous fait de la matière ? et pour nous renfermer dans notre sujet, qu'avez-vous fait du cerveau ? des sens ? des nerfs ? Sans doute, de merveilleux foyers d'intelligence et de sentiment, ou tout au moins, de vie à sa plus haute puissance; et cela doit être, puisque vous avez tout retiré à l'esprit ? J'interroge vos théories de l'action nerveuse, votre physiologie du cerveau et des sens, et je n'y trouve encore que des forces indéterminées, de vagues tourbillons, un fluide qui n'est qu'un fluide ou ne sait que couler, une excitabilité chaotique qui se dévore elle-même comme le feu des stoïciens, réminiscence inévitable du *pneuma* d'Arétée ou des *esprits animaux* de Descartes. Votre fluide, il va et vient du cerveau aux nerfs, des nerfs au cerveau, direct ou reflexe (car il a fait récemment un grand progrès), lent ou rapide, bientôt, sans doute, comme au temps de Sylvius et de Willis, chaud ou froid, épais ou ténu, vif ou languissant, doux ou âcre, stagnant, accumulé, fourvoyé, détonnant... pourquoi pas ? Mais en quoi cela m'aide-t-il à comprendre la nature d'une propriété sensible représentative ou affective, d'une impression ou d'une émotion ?

Vous l'interceptez à volonté, dites-vous. On le nie : vous n'interrompez que la continuité de la substance nerveuse et les relations sympathiques du centre avec les extrémités. Vous riez de Gall. Cependant sa théorie menace de se passer de votre fluide, et vous forcera tôt ou tard à reconnaître au cerveau, aux nerfs, à toute partie de matière nerveuse, des propriétés sensibles, spontanément représentatives et affectives, parfaitement déterminées pour chaque point du système, ne changeant pas plus de place que la pulpe nerveuse elle-même, hiérarchiquement subordonnées et liées sympathiquement entre elles. Voilà, je le répète, ce qui exclut votre fluide nerveux et ce que votre fluide nerveux exclut; car, mécanicistes, vous êtes explicitement ou implicitement pour un fluide nerveux : on peut vous y forcer.

Et c'est avec cet *impetum faciens* qui a, j'en conviens, grand besoin

d'être transformé, que vous voulez faire des idées, de la liberté, des sentiments moraux, même des instincts? Mais votre fluide a beau être subtil,
direct et même réflexe, je ne vois pas pourquoi il se meut ni ce qu'il fait
en se mouvant. Si du mouvement et un fluide suffisaient pour penser,
qui penserait mieux qu'un moulin à vent?

Que pour concevoir la production ou la transmission de l'action nerveuse, on invoque la nécessité d'un mouvement, d'une vibration quelconques de la substance médullaire et que, par hypothèse, on fasse opé-
rer ces phénomènes par un fluide, je l'admets; car dans ce cas même, la
vibration, le mouvement, loin de constituer l'action nerveuse, ne seraient
qu'une condition de sa manifestation. Il semble, en effet, que le mouvement soit toujours et partout nécessaire dans la nature, même pour la
manifestation des propriétés spéciales que le mouvement seul n'explique
pas. Mais je connais la portée théorique de mes adversaires. Leur fluide
n'est pas seulement pour les propriétés sensibles du système nerveux
une condition de se manifester; il en est l'agent immédiat, il est l'action
nerveuse même. J'ai donc le droit de leur dire en finissant sur ce point :

Vous avez tout ôté à l'esprit; vous n'avez rien mis dans le cerveau :
voilà le plus clair de votre théorie.

Avec Descartes, le spiritualisme met les idées générales dans l'esprit.
Mais le père du spiritualisme moderne y mettait aussi la sensibilité physique. Son système de mécanicisme l'y condamnait. C'est pourquoi il ne
voyait dans le cerveau et partout, que des esprits animaux qui avaient
déjà toutes les propriétés de votre fluide : du mouvement, rien que du
mouvement, même réflexe; il n'y manque que le mot. Pour être conséquent, le spiritualisme doit cesser de favoriser ainsi l'animisme ; il doit
restituer au système nerveux ses propriétés sensibles spontanément
représentatives et affectives (1). C'est ce que Gall a fait pour le cer-

---

(1) J'entends par propriété sensible, celle dont la nature est de se sentir,
d'être sensible par elle-même ou de ne pouvoir pas exister sans se sentir. C'est
ainsi que les spiritualistes entendent par propriété intelligible dans l'esprit,
celle qui ne peut pas exister sans se comprendre ou se connaître elle-même,
et qui réunit nécessairement, comme je l'ai déjà dit plus haut, l'être et la perception de l'être : telle est, par exemple, toute idée générale, propriété essentielle de l'esprit.

veau, mais pour le cerveau seulement, et ce qu'il faut transporter à tout le système nerveux en décentralisant un peu l'encéphale au profit de ses prolongements ou des nerfs. On réduira alors la physiologie du cerveau au rôle que l'âme, en possession des idées et des sentiments moraux, doit lui laisser; car Gall a spiritualisé l'encéphale, et dans son système, l'âme est fort inutile. On n'avait rien mis dans le cerveau; il y a trop mis, et jusqu'à des facultés dont l'objet est immatériel! Toutes les erreurs aboutissent au matérialisme par des routes directes ou détournées : le sensualisme est la plus directe.

V

RÉPONSE A UNE OBJECTION.

Les idées que je viens d'exposer ont attiré au spiritualisme une réprobation publique des plus sévères. M. le professeur Malgaigne qui avait eu l'honneur de soulever cette grave question devant l'Académie de médecine sans pouvoir ébranler son indifférence et l'entraîner dans une discussion solennelle, a pris occasion de mon travail, alors en cours de publication dans l'UNION MÉDICALE, pour repousser du haut de la tribune, la philosophie de Descartes et préconiser celle de Bacon.

« La raison des choses est en nous; » — « notre entendement renferme essentiellement en lui les raisons des choses; » — « il est, suivant Leibnitz, l'enchaînement des vérités nécessaires; » — cette autre proposition du même auteur : « *externa non cognoscit anima, nisi per ea quæ sunt in semetipsâ;* » — enfin, le *Ego cogito, ergò sum* de Descartes qui a inspiré et qui résume toutes les propositions précédentes : c'est ce qui scandalise mon honorable critique. Il n'en revient pas. Voilà ce que la plume d'un médecin ne rougit pas d'exhaler; voilà ce que la presse médicale reproduit sans se briser d'horreur..... ; et autres prosopopées plus ou moins terribles.

Si M. Malgaigne ne veut pas que les raisons des choses soient en nous, dans notre entendement, soient notre entendement même, où veut-il donc qu'elles soient? J'entendais dire derrière moi, au parterre modeste de l'Académie, lorsque le véhément orateur « flagellait » sur ma peau Descartes et Leibnitz : « Il semble, en effet, assez naturel que la raison des choses soit dans la raison : » mot plein de sens, mais qui dépasse peut-être la portée d'esprit d'un Baconien.

Eh oui! la raison des choses ne peut être que dans une raison, que dans un esprit, même dans l'esprit de M. Malgaigne. Il n'y a autour de nous que des choses naturelles et des choses artificielles, des œuvres de la nature et des œuvres de l'art. Voilà un végétal. Où est sa raison d'être? où son idée? où la raison et l'idée de ses propriétés ? En lui? Mais il n'a pas de raison ; il ne se connaît pas. Pourtant, il doit avoir quelque part sa raison d'être, l'idée de sa nature et de ses propriétés, sans quoi il ne serait pas. En qui se trouve donc la raison de cet arbre, puisqu'elle n'est pas en lui ? Dans son auteur, en qui il existait comme possible, comme type spirituel, comme idée ou raison, bien avant d'exister comme fait; dans son auteur, en qui il continue à subsister comme idée ou raison, d'une manière bien plus réelle que dans la reproduction ou l'image matérielle que nous avons sous les yeux. Celle-ci ne peut exister sans son modèle éternel et immatériel ; celui-ci, au contraire, est supérieur et antérieur à sa copie changeante et périssable; Il peut exister et existe éternellement sans elle.

Maintenant, voici une œuvre d'art : c'est une statue, une horloge. Où sont les raisons de ces productions de l'homme ? En elles ? Mais elles sont privées de raison. Leur raison, leur idée sont dans l'esprit de l'artiste qui les a conçues et exécutées. Où voulez-vous donc qu'elles soient, M. Malgaigne ? Peut-être croyez-vous, que c'est l'impression faite sur vos sens par un arbre, qui se transforme en raison ou idée d'arbre dans votre esprit, et qu'ainsi cet arbre devient raisonnable ou raison de lui-même ?..... ou bien, que l'idée de l'artiste, la raison de sa statue passe dans le marbre, lequel deviendrait ainsi sa propre raison ? Je vous demande pardon de ces suppositions, très honoré collègue; mais en dehors de la théorie qui vous scandalise, je n'en trouve pas d'autres.

Maintenant, comment m'est-il donné, à moi, de connaître une chose que je n'ai pas faite, l'arbre, par exemple, ou tel autre objet naturel ?

Cela m'est donné par les idées générales qui sont en moi, qui me sont innées, qui forment la substance même de mon esprit, et qui sont une image et une ressemblance des idées éternelles d'après lesquelles a été créé le végétal en question. Celles-ci sont infinies, immuables, souverainement compréhensives. Au contraire, celles qui sont en vous et en moi, celles qui *éclairent tout homme venant en ce monde*, sont bornées, contingentes, variables, faiblement compréhensives, obscurcies par l'erreur et les passions; et voilà ce qui fait qu'elles ont tant de peine à se saisir tout entières; voilà pourquoi l'observation et une expérience répétée sont nécessaires pour les exciter, les forcer à percevoir en elles toutes les propriétés et tous les rapports dont l'objet ou le fait leur offrent la réalisation extérieure et matérielle.

Vous demandez comment il se fait que l'homme, renfermant dans son esprit les raisons ou les idées des choses, il tarde tant à les donner?

Cette objection est féminine. Je me rappelle avoir eu un instant la pensée de la prévenir, puis d'en avoir rougi. Il y a une pudeur de l'écrivain, un respect de ses lecteurs qui lui défendent de les supposer trop simples.

Notre esprit, Monsieur, est un abîme autrement profond que la terre et les cieux. Avez-vous déjà trouvé, vous sensualiste, vous esprit systématiquement extérieur, avocat de l'expérience et de l'observation, avez-vous déjà trouvé tout ce que renferment de très positif les entrailles de notre planète et les champs lumineux de son atmosphère? Un homme voit dans un fait des rapports que vous n'y auriez jamais soupçonnés. Quelle différence y a-t-il entre lui et vous? Le fait est le même pour tous deux. Les sens de cet homme ne sont pas plus pénétrants et souvent moins que les vôtres. Et pourtant, il a vu en un instant ce que vous aviez mis des années à ne pas voir. Il a du génie, Monsieur, et nous n'en avons pas. Il a saisi fortement en lui la raison ou l'idée du fait dont l'observation n'avait rien éveillé en nous. S'il l'y a saisie, c'est qu'elle y était, sans doute. Elle est dans le vôtre aussi; mais soit faiblesse native, soit habitudes sensualistes, soit préjugés philosophiques, vous avez été impuissant à l'y voir et à l'y saisir. Je peux bien dire par anticipation, que la méthode baconienne est éminemment propre à produire cet effet, et qu'elle serait capable d'étouffer le génie, si le génie pouvait jamais s'y soumettre.

Il est donc vrai : les raisons des choses ne peuvent être que dans des esprits : dans l'esprit incréé comme dans leur source première et infinie ; dans les esprits créés, dans notre esprit par conséquent, comme dans leur source seconde et bornée. Cette parole est dure, n'est-ce pas ? Oui, pour une intelligence engloutie dans les choses extérieures et sensibles, où repue d'images et d'apparences, elle a perdu le sentiment des réalités spirituelles ou des idées qu'elle prend alors pour des mots. L'idée d'une force interne pour produire dans une substance tous les effets que nous y observons, finit aussi par lui échapper. A ses yeux, toute cause est externe et agit de dehors en dedans. En veut-on un exemple fourni par M. Malgaigne dans son discours ? Pour admettre que l'air excite la suppuration des plaies, il exige qu'il la produise nécessairement, dans tous les cas, et comme de soi, c'est-à-dire qu'il la produise comme la cause interne et efficiente, comme le principe même de cette action organique. Si ce n'est pas ainsi que l'air intervient dans la suppuration, il nie qu'il y intervienne d'une manière et pour une part quelconques. Il y a des inflammations suppuratives sans le contact de l'air (péritonite puerpérale, etc...) ; donc, l'air n'excite pas la suppuration des plaies. Il y a des vomissements sans tartre stibié ; donc l'émétique ne fait pas vomir, etc... L'argument du véhément orateur est de cette qualité ; et je le tiens pour un argument baconien. Une cause doit se voir. Toute cause qui ne se voit pas est un mot, une hypothèse, un rêve cartésien. Voilà ce que les sensualistes appellent une cause expérimentale. Ils se *figurent* les forces ou les causes ! Une force, une cause pour eux, c'est comme un coup de poing, un coup de feu ou un coup d'air. Or, les coups d'air ne faisant pas suppurer nécessairement, et la suppuration pouvant avoir lieu sans air, ils renoncent en vrais baconiens (c'est M. Malgaigne qui l'a dit), à donner une théorie de la suppuration. Quand ils verront cette cause, alors ils vous diront : la voilà ; nous la tenons : elle a tant de mètres ou de millimètres, elle pèse tant de grammes ou de milligrammes, marque tant de degrés de chaleur, etc..., rougit sous l'influence d'un acide, etc... ; donc c'est bien elle. Jusque-là, la méthode baconienne les dispense; et ils attendent bravement de pouvoir mettre la main sur la cause expérimentale, ou extérieure et phénoménale de la suppuration. Pour eux, encore une fois, il n'y en a pas d'autre. Ils cherchent toujours les causes dans les effets, la raison des choses dans les choses elles-mêmes, c'est-à-dire dans les phénomènes ou les apparences. Leur Baconisme les y condamne. Quant aux réalités, objets de la science, et la science même..., elles sont trop vertes.

J'aimerais autant chercher la cause expérimentale ou phénoménale de la suppuration que celle de la vie. Ce sont des faits du même ordre. L'air n'est pas plus la cause de l'une que de l'autre, bien qu'il favorise l'une et l'autre. Quelquefois, il est vrai, son contact supprime la suppuration, sèche les plaies. Et M. Malgaigne voit là une preuve qu'il ne la produit pas. Il a raison, si l'air est la cause efficiente et le principe même de la suppuration; mais il a tort, si ce gaz n'en est qu'une condition plus ou moins efficace. Au premier sens, il n'y a qu'une cause de la suppuration : c'est l'acte morbide formateur du pus. Au second sens, il y en a plusieurs, et le contact de l'air est l'une d'elles. Mais cette cause excitante est soumise dans ses effets à la vraie cause, à l'acte vital de la suppuration. Elle est donc variable; même, elle n'est pas nécessaire, et les tissus suppurent abondamment en son absence. Il est vrai que ce n'est pas dans les inflammations artificielles ou traumatiques que cela a lieu. Quand ces inflammations suppurent à l'abri de l'air, c'est qu'en vertu de certaines conditions morbides préexistantes de l'organisme, ou de certaines causes externes concomitantes, l'inflammation a été suppurative au lieu d'être adhésive, comme elle aurait pu, en vertu d'autres conditions, être ulcérative ou gangréneuse.

La suppuration est un élément morbide distinct de l'inflammation. L'une peut exister sans l'autre, et réciproquement. Il est vrai, que ces deux actions morbides sont le plus ordinairement associées; mais leur union, quelqu'intime qu'elle soit, n'empêche pas l'existence propre de chacune d'elles. Eh bien! il est certain, que les inflammations saines, non *exposées*, d'abord, puis ensuite, parfaitement préservées du contact de l'air et de la lumière, n'ont pas, par elles-mêmes, de tendance à suppurer; et qu'au contraire, la condition d'être *exposées*, favorise chez elles à un haut degré, la tendance à la suppuration. Or, il n'est question au débat que des inflammations traumatiques et saines; et ce n'est que par un contre-sens pathologique impardonnable, qu'on peut leur comparer, sous ce rapport, les inflammations de cause interne, malsaines, essentiellement suppuratives. Celles-ci prouvent, il est vrai, que l'air n'est pas la cause même, la cause organique de la suppuration; mais les traumatiques et les saines démontrent qu'il en est une des causes externes et adventices. Or, c'est tout ce que doit établir la thérapeutique chirurgicale.

Décidément, M. Malgaigne ne cherche pas assez en lui la raison des choses.

Fidèle à cette méthode sensualiste qui force l'esprit à sortir de lui-même et tue la réflexion, il s'obstine à poursuivre la cause d'un phénomène vital dans une des conditions physiques ou externes de ce phénomène. Ne la trouvant pas là, ne lui reconnaissant pas le caractère d'une cause essentielle, il lui dénie même son action de cause excitante, et renonce à chercher le principe au delà du phénomène, je veux dire dans la nature propre de celui-ci. Ce serait violer cette règle de l'INDUCTION VRAIE : Ne rien affirmer au delà des phénomènes ou causes expérimentales.

On voit que M. Malgaigne est sur la véritable voie pour ne rien inventer, pour tout contredire et ergoter sur tout : art ingrat, que Bacon flétrissait en ces termes dans la scolastique du moyen-âge : *ad* GARRIENDUM *prompta; ad* GENERANDUM *autem, immatura atque* INVALIDA !!!

VI

La vérité est en nous ; les choses ne nous en offrent que l'image matérielle. — *La philosophie de l'École médicale moderne ruinée dans son principe.*

Je reviens aux idées. Leur source est notre esprit; elles forment notre esprit même. Nos médecins philosophes proclament le contraire, et ces paroles de Rousseau prises pour épigraphe par le Baconisme mé dical, sont devenues la devise de l'École de Paris : « Je sais que la vérité est dans les choses et non dans mon esprit qui les juge, et que moins je mets du mien dans les jugements que j'en porte, plus je suis sûr d'approcher de la vérité. »

On n'a qu'à lire la profession de foi du vicaire savoyard d'où cette phrase est tirée, pour voir que, dans ce beau morceau de rhétorique, Rousseau saisi par Descartes d'un côté et séduit par Locke de l'autre, expose une doctrine spiritualiste dans les termes et avec les formes du sensualisme. Évidemment, son langage et ses préjugés trahissent le fond de son sentiment. Rousseau est politique, moraliste, écrivain éminent, non métaphysicien. Il ne prétend faire ni de la science ni de la philosophie ; il s'en défend même à chaque page. Ses pensées ne dépassent pas la portée du bon sens, et il compte sur celui de ses lecteurs pour amener à leur point vrai, des tropes que le langage littéraire autorise autant que mettent de soin à les proscrire la science et la philosophie. Le scepticisme austère des puritains du numérisme, avait trop besoin de s'appuyer sur les paroles de Rousseau comme sur un principe, pour ne les pas prendre à la lettre. Ces paroles ont fait un grand mal.

Si Rousseau entend par vérité l'idée adéquate d'une chose, et par chose le fait ou l'objet dont on cherche l'idée, sa proposition, qui prise à la lettre, résume admirablement la philosophie sensualiste tombée avec le numérisme dans sa dernière et plus étroite conséquence, cette proposition est rigoureusement le contrepied du vrai. On peut donc la retourner ainsi. La vérité n'est pas dans les choses qui n'en sont qu'une image, mais dans mon esprit qui les juge.

La vérité ne peut être, cela est évident, qu'une chose connue ou entendue de soi, ou qui se connaisse et s'entende elle-même. Pour elle, je l'ai déjà dit, être et se connaître ne sont pas substantiellement différents ; et ce caractère essentiel, elle ne saurait l'avoir dans un fait physique, ou dans ce que nos sensualistes appellent les choses. Où peut donc être connue et entendue la vérité d'un fait, sinon en Dieu et en nous : en Dieu, intelligence infinie où elle est connue d'une manière absolue et parfaite ; et en nous, esprits finis et relatifs, où elle l'est d'une manière contingente et finie ? Un fait de l'ordre physique n'est donc une vérité que pour Dieu et pour nous, ou, si l'on veut, qu'en Dieu et en nous ; la vérité étant, je le répète, l'idée adéquate d'une chose, ou, plus exactement, l'égalité parfaite et substantielle de l'être et du savoir. En effet, c'est la substance même de notre esprit, ce sont ses propriétés intelligibles ou ses idées que nous saisissons quand nous comprenons l'être et les propriétés sensibles d'un objet physique. Nous ne voyons et ne comprenons le non moi que dans le moi, ou qu'en saisissant le moi lui-même. Ainsi, ce n'est pas l'objet et ses propriétés que nous saisissons immédiatement quand nous les connaissons, c'est la substance même de notre esprit et ses propriétés ou ses idées. Les objets immédiats de l'esprit, ce sont ses idées. Les choses, les corps ne sont les objets de l'esprit que médiatement ou par l'intermédiaire des idées qui les lui représentent.

Par lui et en lui seul, le fait est donc inintelligible, car il n'est qu'une image matérielle de la vérité. Séparé des idées divines et humaines en qui seules il est connu et entendu, il est non seulement inconcevable pour nous, mais impossible en soi, car sa raison d'être, sa vérité parfaite ne peuvent se trouver que dans la raison souveraine.

Maintenant, comment acquérons-nous la vérité d'un fait ? Au moyen du rapport mystérieux qui s'établit par l'observation, entre les caractères sensibles de ce fait ou ses apparences vivantes représentées dans notre cerveau, et son idée qui le représente dans notre esprit. Mais comme, en définitive, c'est dans notre esprit et dans les idées qui le constituent que nous voyons l'égalité de l'être de ce fait et de ses propriétés, c'est bien, non dans lui, non dans les choses, mais dans notre esprit qui les juge, que la vérité réside, et elle ne saurait être ailleurs.

Quelle étourderie est-ce donc de venir nous dire : « La vérité est dans les choses et non dans mon esprit qui les juge ? » Le jugement vrai que nous en portons n'est-il pas lui-même la vérité ? Et ce jugement, est-il autre chose que notre esprit jugeant ? Qu'il mette moins du sien dans un jugement, c'est comme s'il jugeait moins, et il y met alors d'autant moins de vérité. En définitive, mieux l'esprit se saisit tout entier appliqué à la connaissance d'un fait, et plus, touchant ce fait, il saisit de vérité.

Je fais d'avance mes excuses aux philosophes de la sensation et des apparences pour ce que je vais les scandaliser. J'ose dire que les vérités métaphysiques élémentaires que j'oppose au sophisme de l'*Émile*, ne paraîtront obscures qu'à cause de leur très grande clarté. Mais les sens n'y mordent pas.

Que ces vérités échappent aux sens, cela est moins surprenant qu'il ne le serait, que des sons fussent perçus par l'œil, et par l'ouïe des couleurs. Elles sont si près de nous, ces vérités, et tellement le fond de notre esprit; le sensualisme nous éloigne si facilement de nous-mêmes pour nous répandre sur les objets extérieurs où il dit qu'est la source des idées et du savoir, que nous ne sommes de rien aussi loin que de nous-mêmes. Par habitude de l'obscurité, ce qui est inintelligible par soi, c'est ce que nous trouvons clair. Au contraire, le principe même de l'évidence et qui la donne à tout ce que nous comprenons, cela seul nous ne le comprenons pas. Les choses sensibles comprises à la lumière de ce principe ou de ces idées générales, nous les proclamons claires; cette lumière elle-même, nous la trouvons obscure. Ah ! c'est qu'elle n'est pas sensible : *spiritualiter examinatur.* On se figure comprendre la proposition de Jean-Jacques; je soutiens qu'elle est parfaitement inintelligible. Rousseau, à qui on en aurait fait remarquer tout le faible, eût reconnu sans doute, que métaphysiquement, elle n'avait pas le sens commun, et qu'elle n'était qu'une manière de dire : Ne substituons pas aux choses d'arbitraires conceptions, et gardons-nous de faire, au lieu de science, le roman de la nature. N'y mettons rien de plus que ce qui y est ; et afin de rapporter autant que possible les réalités intelligibles ou les idées qui sont en nous et qui nous représentent les choses, aux réalités matérielles qui sont en elles, observons toujours celles-ci très sévèrement. La vérité est dans ce rapport. Au contraire, la maxime prise dans toute sa rigueur sensualiste, fait si juste le compte de l'école numérique, que si elle est fausse, cette école est absurde. Il faut supprimer la doctrine ou garder la devise.

Nosce teipsum, c'est donc la source de tout savoir, et l'histoire en main, le commencement ou la restauration de toute science : sciences d'observation comme sciences de la pensée pure, philosophie comme mathématiques !

Quand une École de Médecine professe le sensualisme et qu'elle demande qu'on traite devant elle une question générale, elle n'a pas conscience de ce qu'elle veut, et on ne peut lui donner que des mots ou des chiffres. Il y a vingt ans, nous aurions eu des chiffres ; aujourd'hui on nous donne des mots. J'aime encore mieux les chiffres.

CHAPITRE II.

I

Descartes renouvelle du même coup la philosophie et les sciences. — Faux restaurateur des sciences, Bacon n'a pas détruit la Scolastique ; il n'a fait que la transformer.

Une grande et saisissante preuve que le savoir a ses racines en nous; que notre esprit porte les raisons des choses; que, par conséquent, la vérité est en lui, et que la difficulté n'est que de l'y saisir, c'est que toujours, les sciences sont nées ou ont été renouvelées après un puissant retour de la pensée à elle-même. Quand l'esprit humain, entraîné par un profond penseur, est forcé de regarder fortement en soi, on voit bientôt refleurir, d'abord les deux sciences de la pensée pure, la métaphysique et les mathématiques ; puis, comme les rameaux naissent du tronc, les autres branches des connaissances humaines ou les sciences particulières, se développer et produire des fruits nouveaux. Quelle plus forte présomption que les idées ne viennent pas des sens !

Bacon avait eu beau préconiser l'observation, si Descartes, par son puissant effort pour replier la pensée sur elle-même, n'avait contraint l'esprit à trouver en lui les principes de la certitude et des conceptions nettes, ce qu'il appelle idées innées ou semences de vérité, l'esprit aurait pu observer et expérimenter beaucoup, sans qu'il en résultât autre chose qu'un accroissement numérique indéfini de la fameuse *Sylva sylvarum* : jeu d'enfant ou de vieillard, vraie science d'almanach, dans laquelle l'*Organon*, avec sa *lanterne sourde* non moins fameuse, n'éclairant qu'un objet à la fois, et tout extérieurement encore, n'aurait introduit qu'un ordre factice, jamais une lumière interne.

Pourquoi le *Discours sur la méthode,* les *Méditations,* les *Principes de la philosophie* ont-ils été cette lumière ? Parce qu'ils ont illuminé l'intérieur de chacun, et nous ont fait voir clair dans notre esprit, là où sont les raisons et les évidences de tous les faits extérieurs. Bacon avait commencé par nous jeter hors de nous, et nous y aurions erré longtemps dans l'enfance du savoir, curieusement et stérilement occupés du phénomène. Descartes débute, au contraire, par saisir profondément en lui les moyens de connaître ou les idées générales qui ne sont que là. Il chasse impitoyablement de son âme, comme des ombres, les idées particulières des choses extérieures que les sens y ont introduites, et la réduit à elle-même. La voilà nue comme la vérité !... Ce n'est qu'après s'être trempé dans la raison de toutes choses, saisie d'abord dans son esprit, puis simultanément dans l'esprit infini auquel le nôtre est nécessairement uni pour connaître, qu'il permet à ses sens le spectacle de l'univers... Il le contemple, alors, du haut de sa raison retrouvée. Ce n'est plus l'enfant resserré entre des limites palpables : c'est le maître de ces lieux qui s'essaie à reconquérir un domaine perdu dans la servitude des sens. Aussi, voyez-le, s'élancer libre dans l'espace, mesurer notre globe et les mondes roulant dans l'éther, aussi facilement que sur sa table ces sphères et ces mondes, copies qu'il semble avoir rapportées de ses voyages, comme le paysagiste une esquisse des vues qui l'ont charmé... Où a-t-il trouvé cet espace ? où a-t-il vu ces mouvements de corps qui échappent aux yeux ? Dans son esprit, où existe un espace intelligible, idée d'espace, avec les lois des nombres et de la quantité, qui lui représentent celles en qui subsiste l'ordre visible des cieux ! Et c'est dans un poêle enfumé de la brumeuse Hollande, que notre Descartes, les sens volontairement fermés pour un instant, fraye aux astronomes les routes lumineuses du ciel ! S'il s'égare dans ces régions sublimes, s'il faut le redresser, ses successeurs le feront en se servant des moyens qu'il leur a laissés.

Après cela, on peut vous permettre d'exalter Bacon, qui abandonne Copernic pour Ptolémée ; Bacon qui n'a été connu chez nous que vers le milieu du xviiie siècle, quand tout était fait, cent ans après la rénovation cartésienne des sciences, deux cents après les préceptes vivants de Képler et de Galilée.....

Dégageons un instant son œuvre de tout élément littéraire, c'est-à-dire de ce que Bacon, écrivain plein de mouvement et quelquefois de grandeur, emprunte à la vie incroyable et aux besoins de son époque qu'il ne produit pas, mais qu'il célèbre, et réduisons cette œuvre à sa substance philosophique, que reste-t-il?

Ce qu'il se propose est absurde : il veut rendre le génie inutile, et à l'aide d'une mécanique qu'il appelle *Organon,* égaliser toutes les intelligences. La recherche de la vérité ne sera plus qu'une besogne vulgaire.

Ce qu'il a atteint est digne de ce qu'il se proposait. Je presse strictement sa philosophie, et je n'en exprime qu'une sorte de systématisation ampoulée de la statistique. Débarrassée de son fatras, sa machine à induction pour extraire la vérité des faits et le général du particulier comme on extrait le suc d'une plante, se réduit à cela. Bacon est le père du numérisme. Un père ne saurait survivre longtemps à son fils. Il nous a laissé quelques règles utiles pour recueillir les faits et ne pas gaspiller les fruits de l'observation. Qu'y a-t-il là qui ressemble à une philosophie? à un moyen de régénérer l'esprit et les sciences? En vérité, les sensualistes ne vont au fond de rien.

Il est une chose surtout dont ils ne paraissent pas se douter, c'est que leur Bacon, ce grand exterminateur d'Aristote et de la scolastique, n'a fait que transformer ou que changer l'objet de cette dernière méthode. Réduisant la philosophie à un procédé artificiel pour diriger l'esprit dans la recherche et la généralisation des faits, il devait retomber dans une autre méthodomanie. Or, l'*Organon* n'est que cela : c'est la scolastique nouvelle, la scolastique appliquée aux sciences naturelles, comme celle du moyen-âge l'était aux sciences rationnelles et à la théologie.

J'ai exposé, il y a douze ans, la théorie de cette transformation dans un petit travail sur la Scolastique médicale, si peu connu, qu'il est aussi neuf aujourd'hui qu'en 1845; et que je pourrai en reproduire tout à l'heure les passages les plus appropriés à mon sujet, sans craindre de me répéter pour le public.

II

Bacon nie la connaissance de soi-même et remplace la Philosophie par les sciences physiques. — N'étudiant l'esprit que dans ses phénomènes, il ne peut dépasser le phénomène dans l'étude des êtres de la nature.

Bacon de Vérulam n'est pas métaphysicien; physiologiste, encore moins; physicien, très peu; mathématicien, pas du tout. Qu'est-il donc? Chancelier, légiste habile, littérateur, grand esprit, imagination plus grande encore, hiérophante de la nature, et surtout, esprit très ingénieux. Kant ne lui accorde même que cela. *De dignitate et augmentis scientiarum* est une œuvre littéraire qui ne manque certes, pour son époque, ni d'ampleur ni de générosité. On y sent circuler une aspiration vers cet avenir physique de notre globe dont les sciences modernes renouvellent la face chaque jour. Bacon a vu peut-être l'activité de la matière, mais en poète panthéiste bien plus qu'en physicien, et moins grandement encore qu'Empédocle. Voilà la gloire de Bacon. Mais quand non content de cela, il veut « fonder la philosophie sur l'histoire naturelle et expérimentale des phénomènes de l'univers, » alors, il révolte la pensée et dégrade les sciences plus que ne les a honorées le livre qu'il a fait sur leur dignité et leurs progrès. J'ose plus. Pour peser les services qu'il a rendus aux sciences, je supprime Bacon, je suppose qu'il n'a jamais existé, et que vois-je? Le champ des sciences débarrassé de toutes les broussailles de l'observation que l'*Organon* y a semées depuis un siècle, et à leur place, des observations mûres et pensées, portant d'elles-même de vivantes théories!

Essayez de supprimer Descartes : le chaos des sciences se reforme autour de vous!...

Il ne faut plus craindre de le dire : les services très secondaires rendus par la méthode de Bacon aux sciences, sont effacés par ce résultat déplorable d'avoir mécanisé l'esprit et sorti la pensée d'elle-même.

« Fonder la philosophie sur l'histoire naturelle et expérimentale des phénomènes de l'univers, » c'est tout simplement la détruire et la remplacer par la physique. Vous croyez, peut-être, que c'est de ma part une induction ? Détrompez-vous : Bacon s'en vante continuellement. C'est sa préoccupation constante, c'est toute son œuvre : il n'en a pas accompli d'autre ! Cependant, la philosophie est la science des sciences. Elle est ce fondement général du savoir sans lequel il n'y a aucune science particulière possible. Or, ce fondement, quel peut-il être, sinon la connaissance des deux sources vives du savoir et des idées, ou la connaissance de Dieu et de soi-même ? Qu'y a-t-il d'autre en dehors et au-dessus de la nature physique, où on puisse prendre les bases de la philosophie ? Supprimer de la science la philosophie, va donc rigoureusement à en supprimer l'homme et Dieu, ou à ne plus les compter que comme des phénomènes de l'univers physique, soumis, pour se connaître eux-mêmes, au régime de l'observation et de l'expérimentation, ni plus ni moins qu'une mousse ou un caillou.

Forcerais-je ici la pensée de Bacon ? Il a éloigné de moi, Dieu merci, cette tentation de la critique. A toutes les pages de ses œuvres, on lit que l'âme et Dieu ne peuvent être connus immédiatement et en eux-mêmes ; qu'ils sont essentiellement inintelligibles ; qu'il n'y a de compréhensible que les phénomènes physiques et ce qui tombe sous les sens, et que nous n'avons une idée de nous-même et de Dieu que par une sorte de réverbération des sens et des choses sensibles. Nous croyons, nous, au contraire, qu'on connaît d'autant mieux la nature qu'on se connaît mieux préalablement soi-même et l'auteur de la nature, la raison des faits physiques étant, comme je l'ai dit, en lui et en nous.

Descartes a prouvé, n'en déplaise à Bacon, que la matière nous est infiniment moins connue que l'esprit. Et en vérité, si cela n'était, comment et par quoi les choses matérielles nous seraient-elles connues ? La source de la lumière serait moins claire que les objets éclairés !

Voulez-vous donc savoir, avec une exacte simplicité, ce que c'est que la philosophie de Bacon ? C'est un système où le chancelier d'Angleterre se met à sa fenêtre pour se regarder passer. Qu'il veuille pratiquer le *Nosce teipsum* et fonder la philosophie, il commence par bannir la réflexion, et il étudie son esprit comme il regarderait ses jambes, et ses jambes comme il observerait un corps inorganique et différent du sien. Il s'est volontairement fait étranger à lui-même. Il observera la locomotion de son esprit comme celle de ses membres. Or, il veut, je suppose, faire la théorie de la marche et donner la pratique de cette fonction. Il se dit : regardons-moi bien marcher naturellement et d'instinct. Et il analyse tous les mouvements de sa marche. Cela fait, il embouche l'airain, et sonne emphatiquement la découverte de la locomotion bipédique. Il prouve que la description des divers temps de la marche est la théorie neuve et véritable de cette fonction, et que vous n'apprendrez jamais à marcher, si on ne vous prêche savamment, qu'il faut porter le poids du corps sur tel côté, avancer la jambe du côté opposé, et le bras gauche en même temps que le pied droit. Il ornera ces préceptes salutaires d'un luxe barbare de sacro-lombaire, de triceps fémoral, de demi-membraneux, de soléaire et de deltoïde à effrayer un simple mortel. Mais de savoir ce que c'est que des sens, un cerveau, une moelle, des nerfs, la fibre musculaire, des os, et le rapport de toutes ces choses, le grand chancelier juge du haut de son Excellence que cela est fort inutile pour comprendre la locomotion animale.

Eh bien, c'est ainsi que Bacon traite son âme. Il l'observe comme son pied, moins que cela, comme un phénomène physique. Il fait la théorie de l'observation comme celle de la marche : c'est de même force. Voyons de ma fenêtre, se dit-il, comment je procède quand j'observe, expérimente et conclus. Il se voit extérieurement, s'expose d'une manière aussi baroque que pompeuse, et proclame sa découverte le principe des sciences et l'instrument de leurs progrès.

Mais de savoir en vertu de quoi et par quoi on observe, expérimente et induit, et avant d'observer, d'expérimenter et d'induire, saisir d'abord vigoureusement en soi les principes de la certitude et le miroir intelligible par lequel et dans lequel on se voit soi-même et tout ce qui n'est pas soi, oh! Bacon méprise trop la métaphysique pour descendre jusque-là.

Qui a compris ce que je viens de dire, connaît mieux la prétendue philosophie de Bacon que Bacon lui-même, et peut apprécier les services que sa méthode nous a rendus.

Pour être plus libre, son esprit n'a plus même voulu être en possession de soi. Il se déracine sans peine de sa propre pensée. Maintenant suivez-

le dans sa course vagabonde à travers les terres perdues de l'observation. Ne semble-t-il pas qu'il ait confirmé d'avance, en la parodiant, la
proposition rénovatrice de Descartes et se soit dit : « Je ne pense, donc
je ne suis; je ne me distingue plus des choses et ne les rapporte plus à
moi. » Il est, en effet, visiblement emporté par le tourbillon des phénomènes physiques, et devient comme l'un d'eux : c'est un cerveau servi
par une intelligence. Il n'est plus l'interprète, mais l'esclave de l'expérience, non plus le juge de ses impressions, mais leur jouet. Impossible
à lui de rien concevoir sans image ni comparaison. A tout il prête des
formes sensibles, ne parle que par métaphores, matérialise les plus pures
essences et lui-même : il ne pense plus, il imagine. Quelle débauche
d'hypothèses puériles ou grossières ! Les plus supportables ne sont qu'in-
génieuses. Jamais il ne prouve, et si je ne craignais de manquer de respect à mon sujet, je dirais que son astronomie et sa physique (toute la
philosophie pour lui) sont du genre de celles de Mathieu Laensberg.

III.

La méthode de Bacon facilite l'observation, mais elle la rend superficielle.

Telle est la méthode de Bacon pratiquée par lui-même : c'est l'anti-
science, comme lui l'antiphilosophe.

Appliquée par des hommes moins poètes ou plutôt moins imaginatifs
que lui, plus réguliers et plus froids, que produira-t-elle; — car, pour ce
qui le concerne, il était incapable de s'y assujettir et il ne l'a jamais fait ?
— Chez les uns, la scolastique de l'expérience : savoir, des classifications
basées sur des caractères extérieurs, science dont la plus haute expression
sera une ontologie sensualiste. Chez les autres, le numérisme, ou le
calcul des probabilités et la statistique substituées à la physiologie des
choses.

La méthode de Bacon n'a jamais engendré que cette populace d'observateurs de profession qui encombrent les sciences. Aucun homme
éminent qui se soit inspiré de lui. Newton ne paraît pas se douter qu'il
existe une méthode fameuse révélée aux savants par un de ses compa-

triotes ; et il ose formuler sans elle les lois de la circulation des mondes. Harvey riait de la méthode de son ami Bacon, et s'en passait pour découvrir aussi la circulation dans le petit monde de l'organisme animal, etc...

On me dira : mais Bacon ne partait du sensible et de l'expérience que pour arriver, par une induction légitime, aux essences ou, comme il dit encore, à la forme des choses.

Alors, comment se fait-il que pour atteindre ce but, il ait, lui, toujours procédé par hypothèses, mais hypothèses luxuriantes d'imagination matérielle, véritable mythologie scientifique; qu'il ait tout deviné, tout imaginé, et que ceux qui ont fait profession de suivre systématiquement sa méthode, ne soient parvenus à rien qu'à des classifications purement extrinsèques ou à de la statistique? En médecine, par exemple, pourquoi les Baconiens n'ont-ils jamais abouti qu'au nosographisme ou à l'application des méthodes de l'histoire naturelle à la pathologie, erreur la plus contraire possible à l'esprit de la médecine? Je défie tout partisan de Bacon et tout sensualiste de me montrer une œuvre médicale qui, élevée suivant les principes de l'*Organon* (elles fourmillent depuis soixante ans), ne soit pas entachée de scepticisme nosologique.

Il serait aussi difficile qu'il en fût autrement, que de concevoir l'esprit comme un produit de la matière, l'intelligence comme la quintessence des sensations, et la raison des choses comme extraite des choses mêmes. Ne pas partir de soi, en sortir systématiquement, pour se jeter immédiatement sur les phénomènes ou apparences, c'est se condamner à n'y rentrer jamais, faute de la force qu'on a perdue d'abord, et qu'on ne pourrait retrouver qu'en se dégageant avec énergie des impressions sensibles. Pour réfléchir, il faut croire qu'en se repliant sur soi, on y trouvera quelque chose. Or, Bacon prétend qu'il n'y a rien. Pourtant, quand nous voulons réfléchir à une chose et en chercher les causes, les rapports, la nature, les raisons enfin, que faisons-nous ? Un effort vigoureux pour fermer nos sens, et chasser de notre cerveau les impressions que la chose y a laissées. Mieux nous y parvenons, et mieux aussi nous nous trouvons en face des raisons cherchées. Ces raisons, nous les découvrons dans cette partie intime de nous-même, où il n'y a plus ni sens, ni couleurs, ni figures, etc...., mais les représentations immatérielles, intelligibles, spirituelles du fait.

Des apparences, rien que des apparences, sont venues frapper à la porte de nos sens et exciter notre esprit à fournir l'idée de la chose dont ils ont, eux, fourni l'image. Mais, qui pousse à l'observation ? Déjà l'idée, quoique vaguement aperçue en nous. Eh bien ! si vous ne croyez pas à la réalité substantielle de votre esprit ; si vous rejetez l'existence de ces notions générales innées qui constituent votre intelligence comme des cristaux constituent un sel, d'abord vous vous priverez de l'avantage d'anticiper par elles sur l'observation des faits, ce qui est le génie et la force des découvertes ; ensuite, vous vous contenterez des phénomènes ou apparences, et ne demanderez plus que des mots pour représenter ces apparences à votre esprit, les diviser, les grouper, les classer, les enseigner, etc.... A la réflexion, à la méditation, vous substituerez aussi des artifices purement externes avec toutes sortes d'engins qui extériorisent la pensée, et retardent son mouvement et son essor en multipliant les frottements sans nécessité. Et tout cela, pourquoi ? Pour saisir des phénomènes vides de leurs réalités intelligibles ou de leurs idées ; pour remplacer celles-ci par des mots, et, en définitive, substituer aux principes des choses, de simples méthodes aussi stériles pour l'invention et l'application, que parfaitement organisées pour l'enseignement et la dispute. Et c'est ce qu'on appelle justement la scolastique. Je le disais déjà en 1845.

IV

Bacon n'a fondé que la Scolastique du sensualisme. — Sa méthode anéantit la pensée et consacre le scepticisme.— Elle se confond avec cette machine à faire des sciences qu'on nomme numérisme ou statistique.

« Voilà donc Bacon plus rapproché qu'il ne le pense d'Aristote, faisant une science de ce qui n'est qu'un procédé ou un moyen, substituant la méthode aux principes, vice capital par lequel il retombe à sa manière sous le joug de la scolastique qu'il a voulu briser. » Les méthodes, dit-il, sont en quelque sorte des sciences et des philosophies en puissance ; car, telles ces méthodes, telles aussi les spéculations et les théories qui en dérivent. » (*Nov. organ.*, lib. I, aph. 69.) '

» Lorsqu'on veut se rendre raison des choses, il n'y a là, comme je l'ai annoncé plus haut, qu'une transformation et non une restauration. La scolastique ou l'abus des méthodes et leur substitution à la philosophie ne fait que changer d'objet. Déjà dans Bacon lui-même, et surtout chez ses successeurs et ses héritiers, elle se tourne vers les phénomènes physiques, abstraction faite de leur nature et de leurs causes réelles, tandis qu'au moyen-âge elle se débattait dans le vide des phénomènes intellectuels et moraux, abstraction faite de leur substance. L'ontologie et la scolastique, de spiritualistes et de dogmatiques qu'elles étaient, se sont faites matérialistes et empiriques. Bacon voulait qu'on s'élevât jusqu'à la définition de la forme essentielle des choses, comme Platon jusqu'à leur idée ou si on veut jusqu'à leur notion, et en cela il avait raison ; mais il prétendait avoir dressé une échelle au moyen de laquelle tout le monde pourrait monter jusque-là, et en ceci il avait tort et prouvait qu'il ne se faisait pas une idée bien nette de ce qu'il voulait.

» Sa méthode, en effet, semblerait impliquer que nous avons deux intelligences, l'une pour observer, l'autre pour penser ; ou plutôt que nous observons par les sens seuls, et qu'ensuite, nous pensons avec l'intelligence seule et pure ; erreur qui, à son tour, ramène l'erreur péripatéticienne que Bacon prétendait renverser à jamais, savoir, la distinction réelle de la matière et de la forme.

» Le scepticisme du XVIIIe siècle, en exaltant Bacon au préjudice de Descartes, se montra aussi mesquin qu'injuste et peu national. Il proclama sa méthode le commencement et la fin des sciences ; et alors la médecine fut, au nom de Locke et de Condillac, inondée de classifications et de nosographies, lesquelles sont l'expression la plus élevée et la plus utile de la nouvelle scolastique, comme la médecine exacte et le numérisme en sont la conséquence la plus étroite.

» Ces deux issues, ou plutôt ces deux impasses, seront inévitables pour la médecine à toutes les époques de décadence philosophique.

» En effet, lorsque pour organiser cette science, on refusera d'en puiser les principes dans la nature même de l'homme, et qu'on voudra remplacer ces principes intrinsèques par des méthodes qui, sauf leur utilité pour discipliner l'esprit dans les recherches, n'ont, au delà, d'autre but que de lui permettre de faire de la science en restant sceptique, on aboutira nécessairement, comme expression la plus élevée, aux nosologies fondées sur des dénominations extrinsèques.

» Telle fut l'ontologie médicale moderne ou matérialiste, médecine exclusivement pittoresque, dans laquelle tout frappe les sens et où rien ne parle à l'esprit.

» Broussais renversa cette science mensongère, et voulut que la médecine reposât sur les principes de la science de l'homme. Voilà le fondement de sa gloire. Elle est celle de tous les médecins éminents.

» Mais Broussais, il faut le dire, avait sur la nature humaine des idées trop fausses pour qu'il en sortît autre chose qu'une médecine systématique et éphémère. Son vitalisme, parfaitement adapté à l'époque tout anatomique où il parut, ne put que provoquer des recherches d'anatomie pathologique qui le renversèrent et firent renaître pour un temps assez court des tentatives de nosographie, mais de nosographie cadavérique au lieu de la nosographie clinique discréditée. Ces essais impuissants eux-mêmes amenèrent enfin cette dernière conséquence signalée tout à l'heure comme la dégénération la plus incurable et la plus triste de l'abus que je combats : un scepticisme assis scientifiquement sur la méthode numérique.

» C'est, en effet, le dernier retranchement du scepticisme ; et il peut s'y promettre un règne assez long sous la protection des médiocrités, qui, s'y trouvant au niveau du talent et très peu au-dessous du génie, n'ont garde de perdre ce privilége en quittant une école où le nombre fait loi.

» Tout le monde sait que, dans cette secte austère, on professe pour le génie et même pour le talent un mépris profond ; et cela se conçoit à merveille. Ouvrez le code de ses principes, et vous serez bien vite convaincu qu'il n'est besoin ni de génie ni de talent pour les comprendre et les appliquer. C'est une machine à l'usage du premier venu, semblable à ces mécaniques qui, mues par un enfant ou par un animal, exécutent en un instant les ouvrages les plus compliqués et les plus difficiles. Après un an de service dans les hôpitaux un élève égale le maître et n'a plus besoin de lui, car une fois « cette besogne faite, si la science n'existe pas, elle est tout près d'exister, et il suffit d'un peu de travail pour l'amener à un point très supérieur à celui où elle se trouve aujourd'hui. » — (*Mémoires de la Société médicale d'observation*, p. 62.)

» Eh bien ! ouvrez en regard le nouvel *Organon*, et vous y trouverez enseignés et décrits tous les procédés généraux à l'usage des statisticiens. On peut peut même dire que presque toute la partie applicable de la méthode de Bacon, comme la seule qui, à vrai dire, ait été rigoureusement appliquée, se réduit à l'art de dresser une statistique.

» Et qu'on ne m'accuse pas de manquer de respect à Bacon en le donnant pour chef à l'école numérique. Je sais mieux que ceux qui se font un drapeau de son nom, que, pour lui, la confection des tables, ce qu'on nomme aujourd'hui l'inventaire et le dépouillement des faits, n'est qu'une besogne préparatoire, un triage bon pour mettre en ordre les matériaux bruts de l'observation. Mais il aurait dû savoir que sa méthode ne pouvait rien au delà. Plus conséquent que son illustre chef, le numérisme prétend restreindre toute la science à ce procédé et l'y condamner à perpétuité.

» Pourquoi ? Parce que, d'après lui, l'homme, ne pouvant rien savoir sur la nature des choses, doit se borner, — sous la rubrique philosophique d'analyse, à les énumérer ; — sous le titre sévère de faits généraux, à les totaliser ; — enfin, à en tirer la moyenne sous le nom imposant de loi. Et voilà tout ce qu'il y a de philosophique, de sévère et d'imposant dans cette fameuse école !...

» Maintenant veut-on entendre Bacon se vanter lui-même d'un des plus déplorables effets de ce qu'il appelle sa méthode d'invention ? (Une méthode d'invention !) Écoutons :

« Notre méthode d'invention laisse bien peu d'avantage à la pénétration et à la vigueur des esprits ; on peut dire même qu'elle les rend presque tous égaux ; car, lorsqu'il est question de tracer une ligne bien droite ou de décrire un cercle parfait, si l'on s'en fie à sa main seule, il faut que cette main là soit bien sûre et bien exercée, au lieu que si on fait usage d'une règle et d'un compas, alors l'adresse devient tout à fait ou presque inutile ; il en est absolument de même dans notre méthode. » *(Nov. organ.,* l. I, aph. 61.).

» J'entends dire chaque jour, et chaque jour je constate moi-même, que, dans les luttes publiques de nos concours, toutes les productions écrites, toutes les épreuves se ressemblent, sauf la facilité de style ou d'élocution de chaque compétiteur, ce qui met les juges dans un grand embarras et donne une fâcheuse latitude aux préférences personnelles, puis, en définitive, à des élections déguisées. Est-il possible d'en méconnaître la cause dans le règne de la nouvelle scolastique ?

» Je ne veux plus signaler qu'un dernier trait de ressemblance de cette scolastique nouvelle avec son aînée. Celle-ci est encore moins ancienne que vieille et surannée. Combien de choses antiques sont plus jeunes qu'elle par leur puissance et leur fécondité ! Or, les œuvres de la scolastique du moyen-âge ont depuis longtemps produit tout leur effet ; elles sont épuisées ; et lorsque ces formes creuses et stériles ne sont pas vivifiées par le génie personnel de l'auteur qui les emploie, on ne les lit qu'avec effort et ennui.

» Eh bien ! je ne crains pas de dire que le *Novum Organon* de Bacon partage et mérite cette disgrâce. Il est difficile de retirer aujourd'hui le moindre fruit et le moindre plaisir de sa lecture ; on l'a comparé avec assez d'exactitude à ces vieilles machines de guerre qui, après avoir eu leur temps et leur opportunité, sont réléguées dans les arsenaux à titre d'objets respectables, mais désormais plus curieux qu'utiles.

» Si, comme on le croit généralement, et comme Bacon s'en flattait, il eût posé les fondements d'une restauration des sciences, une telle prescription n'aurait pu l'atteindre, parce qu'on ne prescrit pas contre les premiers principes. On approfondira toujours avec une nouvelle admiration le *Discours* de Descartes *sur la méthode* et les *Méditations* qui en sont le développement.

» D'où vient cette différence ?

» Sans aucun doute, de ce que les principes de Descartes forcent l'esprit à remonter jusqu'à un point où inaccessible au scepticisme, il peut se déployer avec sécurité dans une science indéfinie, tandis que la méthode de Bacon, commençant par jeter l'esprit au dehors sans connaissance préalable de soi, par conséquent sans fondement de certitude et sans philosophie, le livre du premier coup et sans sauvegarde à la merci de l'empirisme dont les règles sont bientôt apprises et qui a pour bornes la portée de nos sens.

» Qu'est-ce qu'une science ainsi commencée peut demander à l'esprit pour se constituer et s'organiser définitivement, sinon une simple méthode, c'est-à-dire des liens factices pour simuler une coordination, et une langue pour s'exposer et se transmettre ?

» Que résulte-t-il de là ?

» Des définitions purement nominales ou bien remplacées par des descriptions trompeuses; des groupes de phénomènes étiquetés d'un nom commun et qu'on appelle des généralités ; des résumés où des sommaires donnés pour des conclusions; des faits collectifs intrépidement posés comme des principes ; science au dehors, empirisme au dedans ; vie factice parce qu'elle ne naît pas de l'intérieur des choses, et que dès lors, comme toute forme qui ne vient pas du fond, elle immobilise ce qu'elle recouvre. » (*Journ. des conn. méd. chirurg.*, fév. 1845.)

V

Descartes suit une méthode opposée à celle de Bacon : il commence par renouveler l'esprit humain, et il fonde les sciences. — Son mathématicisme est nécessaire pour renverser le règne des causes occultes.

Lorsque Bacon parut, l'observation et l'expérience étaient depuis longtemps en honneur; elles éclataient de toutes parts en magnifiques découvertes. Le grand Chancelier n'y fut pour rien. Lui-même ne revendique que la gloire d'en avoir été le *hérault* et le *trompette*. Il est heureux, ma foi, que ce mouvement fût irrésistible et vînt de plus haut, car le lourd et fatigant attirail de la méthode et des préceptes vérulamiens, la barbare puérilité des règles qu'il a la bonté de tracer à l'expérience, étaient puissamment faits pour dégoûter à jamais d'interroger la nature.

La foi et l'intrépidité des premiers navigateurs sont jeux d'enfants à côté du triple airain dont auraient dû se couvrir les premiers observateurs pour affronter les travaux de l'expérience Baconienne. Hercule n'en a accompli que douze. Bacon en signale vingt-sept aux néophytes de sa méthode. Ce sont des *exemples* de tous les genres de faits que la nature offre à ses amateurs. Il énumère ces monstres avant de partir pour les aller combattre. Ce sont les exemples ou les faits *de migration, solitaires, ostensifs, clandestins, constitutifs, conformes, monadiques,* de *déviation,* de *limite,* de *puissance,* d'*accompagnement,* d'*exclusion, subjonctifs,* d'*alliance,* de la *croix,* de *divorce,* de la *porte,* de *citation,* de *route* ou de *passage,* de *supplément,* de *dissection,* de *radiation,* de *cours,* de *doses de la nature,* de *lutte* ou de *prédominance,* d'*indications,* enfin, *exemples polychrestes* et *exemples magiques.*

Les exemples de cette nature, ajoute l'illustre chancelier, appuient, dirigent ou rectifient les sens ou l'entendement. Ils facilitent l'exécution en enrichissant la pratique de nouveaux moyens ou de nouveaux procédés. *(Nov. organ.,* liv. 2, chap. II.)

On ne serait pas très loin de la vérité en affirmant que tous les procédés Baconiens ont été à peu près aussi utiles que celui-là. S'il en est de moins ridicules, comme l'induction, l'exclusion, l'expérience lettrée, l'humanité les employait dès son berceau, comme on respire, sans s'en douter.

Il aurait fallu déjà une méthode rien que pour soulager l'esprit du poids de celle-là. Bacon meurt en 1626; et dix ans après, Descartes brise les lourdes chaînes imposées aux sciences par le charlatan de Vérulam. Il rend la liberté aux intelligences dans ces simples règles :

« Ne recevoir jamais aucune chose pour vraie qu'on ne la connaisse évidemment être telle, etc.

» Diviser chacune des difficultés que l'on examine en autant de parcelles qu'il se peut et qu'il est requis pour les mieux résoudre.

» Conduire par ordre ses pensées en commençant par les objets les plus simples et les plus aisés à connaître pour monter peu à peu comme par degrés, jusqu'à la connaissance des plus composés, et supposant même de l'ordre entre ceux qui ne se précèdent point naturellement les uns les autres.

» Faire partout des dénombrements si entiers et des revues si générales, que l'on soit assuré de ne rien omettre. »

Quoi ! s'écriera-t-on, cela, une méthode capable de renouveler l'esprit
humain, et par lui la philosophie et les sciences ! Mais Bacon, en a dit
bien plus, et n'a rien créé. D'accord. Lancez, comme Bacon l'a fait pour
les siennes, ces règles dans le monde sans mettre auparavant l'esprit
humain à neuf par le doute philosophique, ce doute libérateur qui n'est pas
le but mais un moyen, et l'esprit humain reconstruira son antique Babel.
Au contraire, rompez énergiquement avec le passé, extirpez de vous le vieil
homme ; niez le savoir acquis : votre esprit va être comme celui d'un enfant,
mais d'un enfant adulte et vigoureux ; et voilà que ces simples règles sévèrement pratiquées, seront le *fiat lux* qui éclairera une science aussi nouvelle que l'esprit renouvelé. Bacon l'a-t-il fait ? Non. Alors nous nous pas-
serons d'une méthode bonne tout au plus à organiser les ténèbres. Sans
Descartes, saurait-on seulement qu'il y a une méthode de Bacon ? Mais
que fera Descartes de la sienne ? Suivez-le. Saisissez fortement en vous
avec lui ce que le doute n'a pu atteindre. Après le sens intime de votre
propre existence ou l'idée d'être, que trouverez-vous ? Deux ordres
d'idées dont l'indissoluble union forme tout être ou toute substance :
1.° des idées de grandeur ou de quantité ; 2° des idées de force ou de vie.
Mais de ces deux ordres d'idées qui épuisent toutes celles que l'esprit
humain et l'esprit infini peuvent renfermer, les plus claires pour nous, les
plus nettes, celles avec lesquelles il est le plus facile de former et de
comprendre un système ou un ensemble quelconque de choses et de
rapports, ce sont les idées de grandeur et de quantité, c'est-à-dire les
idées sur lesquelles reposent les mathématiques. C'est à elles aussi que
Descartes s'adresse ; et avec elles seules, en effet, toutes choses étant
ce qu'elles étaient à l'avénement de ce grand homme, sa révolution pouvait s'acccomplir. Qu'il eût voulu, par exemple, commencer la restauration des sciences physiques avec les idées de vie ou de force, comme le
tenta plus tard Leibnitz, et il manquait son but, et il replongeait la connaissance de la nature dans la fermentation confuse où l'avaient jetée
les essais de ces Thalès et de ces Empédocle de la Renaissance qui
ont nom Télésio, Bruno, Campanella, Cusa, Cudvoorth, etc... Il lui fal-

lait les idées les plus simples. Qu'y a-t-il dans la nature physique? Des corps, dont les deux propriétés les plus générales sont l'étendue et le mouvement. Eh bien, donnez à Descartes de l'étendue et du mouvement, et il vous fera un monde. Sa matière, c'est l'étendue ; sa vie, c'est le mouvement. Je ne connais pas de spectacle humain plus grand que celui de ce génie indépendant s'essayant à pétrir l'univers provisoire de la science. Le livre des *Principes* me donne quelque idée de la puissance créatrice. Descartes a commencé l'explication de tout ; et il l'aurait achevée, si le monde des corps n'était qu'étendue et mouvement ! Son secret était de se placer du premier coup au sein de Dieu. C'est de là qu'il participait autant qu'il est donné à l'homme au pouvoir qui débrouille le chaos. Celui que va éclairer Descartes, c'est le chaos de la pensée scientifique de son âge.

« De cela que Dieu n'est point sujet à changer et qu'il agit toujours de la même sorte, nous pouvons parvenir à la connaissance de certaines règles que je nomme les lois de la nature et qui sont les causes secondes des divers mouvements et de tous les corps. » Ce principe donne à Descartes une force et une liberté incomparables. Certes, avec de l'étendue et du mouvement seuls, il ne fera pas un monde ; mais il renversera certainement ce vieux monde de la science Baconienne peuplé de causes occultes, et lui substituera des conceptions claires, un univers mathématique. Cette création sera vraie en principe dans toute sa partie astronomique, parce qu'à celle-là, nous ne pouvons appliquer que les idées de grandeur et de quantité. Il en sera de même en mécanique, dont Descartes est le créateur. Mais elle sera fausse, cette idée, dans cette partie terrestre de l'univers que nos sens explorent intimement et où tout est vie, force, génération, phénomènes inexplicables avec les seules idées de grandeur et de nombre. Pourtant, que de compensations à cette erreur ! Elle était peut-être la seule voie ouverte à la faiblesse de l'homme pour arriver plus tard au vrai..... Je reviendrai sur cette vue. Rien n'était prêt dans l'observation de la nature, et par exemple, dans l'observation des êtres organisés, pour recevoir et réfléchir l'idée de vie. L'anatomie descriptive ne faisait que de naître. Or, l'anatomie descriptive, qui n'est qu'une abstraction de science, ne peut inspirer que des idées mécaniques et ne peut être expliquée que par ces idées. Aujourd'hui, l'anatomie vivante ou l'anatomie d'évolution existe, et par elle le mécanicisme est chassé, quoi qu'il fasse, de la physiologie. Mais il fallait passer par lui, comme par Vésale et l'anatomie descriptive. Ce fut un mal nécessaire. J'expliquerai cette économie, et les travaux des lieutenants de Descartes en qui elle est représentée. Pour lui, il n'a qu'une mission après celle d'avoir rappelé la pensée à elle-même et à Dieu pour y trouver les lois générales des choses : c'est de nous ouvrir le monde de l'étendue et du mouvement, et de le constituer si clairement et dans une telle évidence, que la science, en abandonnant au besoin les erreurs sur les choses particulières, ne puisse plus perdre l'impulsion donnée par les principes généraux et la méthode. Il faut qu'on doive toujours à Descartes de pouvoir dire avec lui : « Les sciences toutes ensemble ne sont rien autre chose que l'intelligence humaine qui reste une et toujours la même, quelle que soit la variété des objets auxquels elle s'applique, sans que cette variété apporte à sa nature plus de changements que la diversité des objets n'en apporte au soleil qui les éclaire. »

Tant que régnaient les causes occultes, la science de la nature pouvait-elle se contituer ? C'est impossible. Existait-il un autre moyen de les renverser qu'une idée claire de Dieu et de nous, l'opposition essentielle entre la pensée et l'étendue, enfin, une domination absolue et momentanée des principes mathématiques en toutes choses, même dans la science de l'organisation et de la vie, même dans celle de l'évolution du fœtus ? Je ne le pense pas. Quoi qu'il en soit, le moyen a réussi : donc il était bon. Mais Descartes s'est trompé ! Eh bien, ses successeurs, Newton, Leibnitz, etc., auront l'honneur de le rectifier. Allez et calculez, semble-t-il leur dire du haut des conceptions sublimes de sa métaphysique et de ses lois du mouvement son chef-d'œuvre.

Descartes, par exemple, voit parfaitement que le flux et le reflux de la mer tient aux rapports de la lune avec la terre ; mais il se trompe dans le détail. Cela donnera à Newton l'avantage insigne de le corriger.

Le génie métaphysique découvre. La physique expérimentale rectifie les erreurs de détail de la découverte ; à côté de l'erreur, il fournit toujours à ses seconds, dans de grands principes, les moyens de la redresser.

Descartes trouve avec Galilée la loi du mouvement uniformément accé-
léré; mais il la trouve mieux que lui, parce qu'il est plus métaphysicien.
Galilée découvre le fait en physicien et en géomètre; Descartes en pose
les lois. Est-ce avec ses sens que Descartes a vu l'ascension du mercure
dans le baromètre et son abaissement indiqués à la vérification expérimentale de Pascal et de Toricelli?

VI

Moins métaphysicien que Descartes, Newton est aussi moins créateur.

O physique, préserve-toi de la métaphysique! s'écrie un jour Newton.
Cela est commode à dire de la métaphysique, quand sa fonction scientifique est remplie, et que pour l'œuvre qu'on n'a pas commencée, mais
qu'on consomme, elle n'est presque plus nécessaire. Un effort prodigieux
de métaphysique par Descartes, a suscité des géomètres et des physiciens
en foule. La voie est ouverte, le but montré. Après Descartes, Newton est
en quelque sorte dispensé d'être métaphysicien. Au contraire, qu'on se
le figure, s'il est possible, venu avant ce fier génie et Képler! N'étant
pas changé, il pourra bien médire encore de la philosophie, parce que
c'est un travers de l'homme de dénigrer ce qu'il n'a pas; mais ce qui
sera changé, ce sont les choses! c'est sa gloire! Pour son œuvre immortelle, et au point où ses prédécesseurs avaient laissé le problème, le
génie du calcul suffisait à Newton, et il en fut doué à un degré extraordinaire. Ses grandeurs lui viennent d'avoir été un rare géomètre et un
physicien profond. Ses défaillances d'esprit, car il en a, et de bien
fâcheuses pour un homme chargé d'un telle admiration, ses faiblesses
d'esprit accusent chez lui l'infériorité du métaphysicien.

Ce n'est pas qu'il s'abstînt de métaphysique : il en faisait beaucoup.
Seulement, c'est une question de savoir s'il a jamais atteint immédiatement les réalités ou les substances spirituelles dont la connaissance fait
le sujet de cette science première. Il est permis de se faire cette question, quand on voit Clarke, qui le représentait dans une dispute célèbre
avec Leibnitz sur l'espace et le temps, dire : *que l'âme aperçoit les choses,*

parce que les images des choses lui sont portées par les organes; déclarant, *qu'il n'entend point ce que Leibnitz appelle dans l'âme un principe
représentatif;* ajoutant *que Dieu aperçoit les choses, parce qu'il est présent dans les substances des choses mêmes,* etc....., et comme si cela ne
suffisait pas pour le convaincre de sensualisme et de panthéisme, allant
jusqu'à affirmer, *que supposé qu'il n'y eût point de créatures, l'ubiquité
de Dieu et la continuation de son existence, feraient que l'espace et la
durée seraient précisément les mêmes qu'à présent.* Hé bien, Newton n'a
malheureusement pas assez préservé sa physique de ces énormités anti-
métaphysiques.... Aussi, la philosophie première va se venger du mépris
de Newton, en découvrant les causes des erreurs de ce grand homme en
physique générale, dans les conceptions d'une métaphysique impuissante.

Newton erre sur la lumière. Si Descartes approche plus que lui de la
vérité sur ce point, c'est qu'il est plus métaphysicien. Comment cela?
Newton suppose le vide que Descartes rejette. Cette différence capitale fait l'erreur de l'un et met l'autre sur la voie du vrai, car Euler qui
le découvre, est très rapproché de Descartes.

L'idée de l'attraction était monnaie courante dans la science depuis
Képler. Newton n'a jamais bien pu en saisir l'idée, quoiqu'il en ait cal-
culé les lois mathématiques. Son attraction est purement ontologique.
Tout ce qu'il sait dire, c'est que les corps s'attirent parce que Dieu le
veut. Encore un manque de métaphysique qui l'empêche d'être physicien,
et de voir que l'attraction est essentielle aux corps et les pénètre jusque
dans l'infiniment petit. Elle suppose, en effet, l'activité de la matière.
Dieu a créé les corps célestes avec leurs deux mouvements, centripète et
centrifuge, indivisibles. C'est nous qui les décomposons. Il n'y en a pas
un qui vienne des corps, et l'autre de Dieu.

Génies plus indépendants et plus créateurs, Képler et Descartes ont
appelé la métaphysique sur leur astronomie; et ce travers, selon Newton,
a été pour lui la condition de sa gloire impérissable. Qu'on supprime,
en effet, la métaphysique et les sublimes hypothèses de ses devanciers,
Newton, sans doute, n'eût pas manqué de signaler son passage dans les
sciences par quelque découverte importante; mais eût-il formulé les lois
qui l'immortalisent, et escaladé seul les hauteurs où son nom est placé?

on peut hardiment affirmer que non, car le physicien et le géomètre
n'y montent qu'après le métaphysicien. La boutade de Newton est donc
plus qu'une erreur; c'est une faute, une ingratitude.

Cette digression me r'ouvre mon sujet en m'amenant à parler de l'hypothèse et du génie créateur dans les sciences.

VII

*Vérité féconde du spiritualisme, fausseté et impuissance du sensualisme
démontrées par le Génie d'invention.*

Je prends le génie, je prends l'hypothèse créatrice pour deux faits incon-
testables, et je dis qu'à ce simple titre, ils renversent le sensualisme, parce
qu'ils résistent à toutes ses explications. La physiologie et la médecine
subissent la loi de la métaphysique, moins dans leurs découvertes spéciales qui jaillissent le plus souvent du génie de l'observation, que dans
l'explication des faits dont ce génie les enrichit, et dans la formation des
théories générales. Ignore-t-on que sans celles-ci, les faits nouveaux,
quelque considérables qu'ils soient, restent incompris, plus ou moins
stériles, souvent même, comme aujourd'hui, en contradiction choquante
et dérisoire avec les systèmes régnants?... La preuve de la vie propre
des organes et de chacune de leurs parties à l'infini, déborde, par exemple, de tous les faits que l'expérimentation apporte en masse à la physiologie, et l'observation clinique à la médecine depuis trente ans; ces
faits regorgent, pour ainsi dire, de vitalisme; et pourtant, au mépris de
ce témoignage sensible et éblouissant, notre grande école d'observation,
nos Baconiens sévères, continuent à imperturbablement enseigner le
mécanicisme! Comment cela se peut-il, si les idées viennent des sens?
Pourquoi ce désaccord entre les éléments que ceux-ci fournissent, et les
notions qu'on en tire? Quel est donc le démon qui fait que, recevant par
les sens des idées de vie, de force, d'activité, les sensualistes ne mettent
dans leurs théories que des idées de quantité et d'étendue? Ces mes-
sieurs feraient-ils de la métaphysique sans le savoir? Serait-il possible
qu'ils ne fussent que les pionniers d'une grande hypothèse émise il y a

plus de deux siècles, laquelle, comme on l'a vu précédemment, après avoir inauguré l'astronomie mathématique et créé la mécanique, s'est imposée à la physiologie et bientôt à la médecine, où en compensation des erreurs dont elle les a inondées, elle a introduit pour la première fois l'habitude des idées claires et le bienfait de la précision? L'histoire de cette haute filiation et de celles qui ont marché parallèlement ou l'ont suivie, intéresse notre science au plus haut degré; elle met le sceau à ma démonstration et humilie le sensualisme : c'est assez pour que je tente de la présenter à grands traits.

Le chef du sensualisme antique, Epicure enseignait que le soleil n'est pas plus grand qu'il ne paraît à nos yeux. Voilà un sensualiste conséquent. Avant lui, mais autrement conséquente, la doctrine opposée avait déjà eu ses grandeurs morales. Après avoir enseigné à l'humanité, par la bouche de Socrate, l'amour de la sagesse en soi, de la vérité connue dans sa substance immuable, et créé ainsi la PHILOSOPHIE comme étant la science propre de ces réalités premières, le spiritualisme avait pris ses titres de royauté dans les sciences physiques, en ouvrant du même coup à l'esprit le domaine de la quantité intelligible, et l'immensité où se meuvent en ordre des mondes innombrables : Pythagore et Platon avaient jeté les fondements de l'astronomie et des mathématiques.

Ainsi, la pensée s'éveille, pose le problème de la connaissance, le résout par le spiritualisme ou le sensualisme : qu'en recueillent les sciences? D'un côté, des explications puériles de la nature; de l'autre, des théories d'une fécondité magnifique.

Le sensualisme et Épicure font cadeau à la médecine d'Asclépiade l'empirique, le charlatan de Rome. Représenté par Pythagore et Platon, le spiritualisme nous donne le divin Hippocrate, père de la médecine.

C'est un assez beau commencement. Je ne l'offre pourtant que comme prologue. Quelque imposant que soit le sommaire antique, c'est seulement dans l'époque moderne que la filiation pourra être rigoureusement suivie, les choses déduites les unes des autres par un si clair enchaînement, que pour ne pas comprendre, il faudra qu'à force de nier l'entendement, il ait fini par s'obturer, comme il arrive aux canaux organisés par qui plus rien ne passe.

Je ne dirais rien sur la période si extraordinaire de la Renaissance, s'il n'était pas très intéressant de remarquer contre qui et par qui s'opéra ce prodigieux réveil de l'esprit humain. C'est encore Pythagore, c'est surtout Platon qui y préside, purifié par le spiritualisme chrétien et couronné des découvertes sublimes de Copernic et de Képler ! Les ténèbres que ce flambeau, rallumé aux pures doctrines des pères de l'Église, chasse devant lui, c'est Aristote, le demi-spiritualiste si favorable à la philosophie des sens. Mais à ces premières lueurs, tout apparaît encore confus quoique plein d'une exubérante vie. Ce n'est pas le jour positif de la physique moderne, mais une grande épopée de la nature vue d'ensemble. La science s'y essaie ; la poésie, la cabale, la magie, des aspirations quelquefois sublimes, des aperçus grandioses, des anticipations étonnantes y forment un chaos puissant ; et l'esprit est porté sur des eaux où fermentent tous les éléments que la lumière de l'époque suivante dégage et coordonne successivement. On était rempli de l'idée de Dieu. Cette idée enveloppe, pénètre, absorbe tout, se substitue aux causes secondes, et forme une sorte de Spinosisme vitaliste, bien différent du Spinosisme mathématique et froid qui devait naître plus tard d'une exagération de certaines tendances de Descartes. Toutefois, comme ce Dieu n'est ni le le destin aveugle des anciens dogmatistes, ni le feu de Zénon qui s'alimente de ses créatures et ne peut jamais que se reproduire indéfiniment le même, un caractère inouï vient s'imprimer sur tous les travaux de cette période préparatoire : c'est l'INFINI, véritable cachet de la science nouvelle, parfaitement inconnu à l'ancienne. Cet infini, j'en conviens, est vague à la Renaissance, et ne respire encore qu'un immense panthéisme ; mais la philosophie et l'observation des modernes, dont il ne cessera plus d'être désormais le génie distinctif, y mettront la précision comme en toutes choses.

VIII

L'INFINI, caractère et force des sciences modernes, est une conception toute spiritualiste. — Le microscope, instrument de l'infini physiologique, ouvre le domaine du vitalisme nouveau.

Faut-il que je demande d'où vient aux sciences modernes ce caractère divin de reposer sur l'infini et de s'y déployer comme dans leur élément naturel, et de quelle philosophie procède cette idée ? Où la puise-t-on ? dans les sensations, dans les corps, dans l'expérience ? ou en Dieu et en nous ? Est-elle d'origine spiritualiste ou sensualiste ? Essayez, sans elle, de faire des mathématiques et de l'astronomie ! Je la montrerai plus tard appliquée à la physiologie. Eh bien ! la fera-t-on venir avec Gassendi et Loke de l'idée du fini, toujours et toujours ajoutée à elle-même ? Mais cet artifice d'enfant, comme toutes les explications du sensualisme, est d'une ineffable niaiserie. N'est-ce pas, en effet, avec l'idée préexistante et innée d'infini, que nos Épicure modernes mettent bout à bout des parties finies jusqu'à l'infini ?

Depuis quand le parfait n'est-il plus primitif par rapport à l'imparfait, et celui-ci, une diminution du premier, comme le moins du plus ? N'en est-il pas de même de la notion de l'infini, supérieure et antérieure à celle du fini qui la suppose et ne saurait exister sans elle, n'en étant que la négation ? L'infini, c'est donc l'idée positive ; le fini, l'idée négative ; et comme pour défendre à celle-ci de combler jamais, en s'accumulant, l'abîme qui la sépare de la première, cette distance est infinie. D'ailleurs, ne saute-t-il pas aux yeux, que la nature de l'infini est de n'être susceptible ni d'augmentation ni de diminution ?

Rien de plus positif que l'infinie divisibilité de la matière soit abstraite, soit animée. Cependant, pour les sens, cette division est finie. Osera-t-on dire encore que les idées viennent des sens ?

En résumé, la science comme le monde antiques, sont assiégés de bornes et ne peuvent se développer. Ce qui forme le caractère, et si je peux ainsi dire, la nature de la science et du monde modernes, c'est l'INFINI, œuvre aussi évidente du spiritualisme chrétien, que l'univers et l'homme sont l'œuvre de Dieu.

Hé ! pourquoi craindrions-nous de détourner un instant nos yeux de l'image des choses pour en regarder la réalité? L'infini nous effraie ! Mais c'est l'objet de la science. C'est par lui, c'est sur lui que nos pères, Descartes et Leibnitz l'ont fondée en faisant régner l'esprit au-dessus des sens. Incapables d'en supporter le poids, Locke et Condillac nous ont ramené Bacon et les sens remorquant l'esprit. Mais quand le *Nosce teipsum* n'est pas le fondement de toute connaissance ; quand l'esprit est mis au second rang, il est annulé autant que possible. La science peut bien s'enrichir de faits, mais elle n'en a pas la raison. Plus généreux, l'esprit, en se posant avant tout, n'exclut pas les sens, ne rejette pas le fait. Comme il est l'enchaînement des vérités nécessaires, il prête aux sens, à qui il est substantiellement uni, il prête à l'expérience un développement et une puissance sans bornes, quelque chose de la pénétration et de la clarté, quelque chose de l'ordre et des rapports merveilleux qui sont en lui.

Tout nous convie à briser les entraves du sensualisme. Les expérimentateurs semblent altérés d'infini. Le télescope qui familiarise avec l'infini dans les grandeurs, fut l'instrument de la Renaissance. Ce qui caractérise cette époque unique dans les annales de l'esprit, c'est la foi de l'observateur dans les prodiges de la science future et une soif immense d'infini dans les découvertes. Ce besoin possède de plus en plus, il possédera toujours le savant désormais. C'est son génie. Le microscope est l'instrument de notre infini, à nous. Organe de la philosophie de Leibnitz, il ouvre le monde du vitalisme moderne. Mais, aux mains du sensualisme, il consacre, au contraire, l'atomisme, et rive par là l'intelligence à la philosophie du fini. S'il nous a déjà révélé une multitude de faits curieux, qu'on me montre un seul progrès accompli par lui dans les idées, et après tout, dans la science ! Il a prolongé l'anatomie ; mais a-t-il conduit à changer l'esprit de cette abstraction de science? Au contraire, il a passionné pour elle, parce que, épuisée, il lui a fourni un aliment nouveau. Que cherchent les micrographes ? L'infiniment petit. Il n'existe pas. Mais la puissance du microscope n'étant pas infinie, ils trouveront ce qu'ils cherchent, et voilà justement l'atomisme... et le mécanicisme, par conséquent toujours, et le vitalisme jamais,

Que si l'esprit tourmenté d'infini, poussait constamment l'observateur à fabriquer des grossissements plus considérables, il n'arriverait, en définitive, qu'à diviser et à dissoudre de plus en plus les corps, et à perdre dans ce morcellement indéfini, l'idée d'unité qui est l'idée même de vie. Il faut donc joindre l'idée de force à celle de quantité, l'idée d'activité à celle d'étendue, l'idée d'unité à celle de nombre, et ne jamais les plus séparer dans l'esprit et dans la science, qu'elles ne le sont dans la nature et dans les choses. — Le microscope le plus puissant ne donnera jamais que des atomes et des formes; il perfectionnera l'anatomie morte et l'éternisera. Le progrès serait de l'appliquer à l'observation de la matière animée. Là, il verrait les forces, si on peut ainsi dire, ou tout au moins il verrait le nombre vivant et des quantités animées. Il suggérerait l'idée d'unité, il en remplirait l'esprit par le spectacle de la génération ou de la vie même, qui est celui de la multiplication infinie de l'unité. Là, il ne verrait jamais de cellules, de globules, de fibres, de cils, de tubes, de vaisseaux; mais une cellulation, une vascularisation, une sanguification continues. Un plasma pour unité ou pour force; pour variété et évolution, tous les éléments anatomiques qui en sortent sans cesse par intussusception, et qui, après avoir parcouru toute la hiérarchie des tissus, vont se revivifier dans l'unité du plasma, voilà le champ nouveau du microscope. Les caractères qu'on ne trouve pas dans les éléments anatomiques inertes, il les trouverait dans leur manière d'être qui est leur génération et leur vie. Il ne serait plus accusé de stérilité. Au lieu d'être l'auxiliaire de l'anatomisme mourant, il propagerait le vitalisme organique ou le *générationisme*. On ne le verrait plus humilié comme il l'a été récemment, par sa faute, à l'Académie de médecine, dans la discussion sur le cancer, où les observateurs-bornes ont eu pour eux le bon sens. Ils défendaient la vérité sans la science, et les micrographes la science sans le bon sens et la vérité. Si la vie est dans l'organisme, et à l'infini, il faut l'y chercher et l'y voir. Le microscope n'est donné que pour cela. Qu'il se mette donc désormais, par reconnaissance, au service de l'INFINI qui l'a inventé, et qui le devançant toujours, peut seul présider à ses destinées.

CHAPITRE III.

ORIGINES ET FONDEMENTS DU VITALISME MODERNE.

I

La physiologie de Descartes imposée par la force des choses. — L'anatomie de la Renaissance ne comportait que le mécanicisme.

Une des plus nobles marques de la grandeur du spiritualisme et de sa force dans l'ordre des sciences physiques, c'est qu'à toutes les époques, son premier regard, après celui dans lequel il embrasse du même coup l'existence de l'âme et celle de Dieu, a toujours été pour les cieux visibles !

Suspendu au sein de la pensée éternelle, il s'y est nourri d'infini. Qu'il en descende pour contempler l'univers matériel, et il ne pourra d'abord reposer ses yeux que sur l'immensité du ciel, image de l'infini immatériel où il s'est primitivement trempé. C'est de là que Pythagore et Platon sont partis pour édifier la science antique ; c'est de là que Descartes s'élancera aussi pour tracer les premières lignes du plan des sciences modernes. *Et ipse, tanquàm sponsus procedens de thalamo suo, exultavit ut gigas ad currendam viam ; à summo cœlo egressio ejus.*

La nécessité presque divine de scruter d'abord l'infini dans les grandeurs et les nombres ou l'infini mathématique, telle est donc l'explication, je voudrais pouvoir dire la justification du mécanicisme de Descartes. Toutes choses étant égales d'ailleurs, je ne sais pas où nous en serions sans cette glorieuse erreur. Que celui qui aurait mieux fait, lui jette la première pierre !

Pour obéir à la loi des conceptions simples et claires par laquelle Descartes arrache l'esprit à l'empire séculaire des causes occultes, l'idée d'infini, âme des sciences modernes, devait s'exercer d'abord sur la quantité divisible ; et afin que l'intelligence s'habituât à porter le poids de cette idée, il fallait qu'elle n'eût à considérer dans les choses qu'étendue, figure et mouvement. L'astronomie remplissait parfaitement ce but. Quand les corps sont à une si prodigieuse distance de nous, il n'est guère possible d'y voir autre chose que des rapports de nombre et de quantité, objets des mathématiques. Au contraire, les corps terrestres soumis à notre observation immédiate, notre propre corps, par exemple, nous offrent toujours, avec l'étendue et le mouvement, des forces et des propriétés qui compliquent singulièrement le problème de leur connaissance. Aborder ce problème avec l'idée d'infini et l'instrument de cette idée, le microscope, sans s'y être exercé sur des problèmes simples *où l'on n'affirme rien des choses que ce qui est clairement contenu dans l'idée qu'on en a,* c'était, je l'ai déjà dit, rentrer dans le chaos. Les difficultés prodigieuses de la médecine y favorisent plus que partout ailleurs le règne des causes occultes. Descartes l'en débarrassera pour la livrer aussi à des idées claires. On traitera donc d'abord la physique et la physiologie d'après les principes mathématiques qui régissent l'astronomie et la mécanique.

Après avoir organisé les cieux, Descartes abaisse ses regards sur la terre; et comme rien n'égalait son amour pour les mathématiques, si ce n'est son enthousiasme pour l'anatomie et la médecine, il tente une explication de l'économie animale.

Par où commencera-t-il ? Avec son audace ordinaire, il n'a pas le choix : par le vrai commencement, par la formation du fœtus !.....; et il donne ainsi un exemple trop peu suivi aux physiologistes, qui en abandonnant son mécanicisme, auraient dû respecter sa philosophie.

La physiologie, qui n'existe pas encore comme science, sera constituée, en effet, le jour où la formation de l'organisme et le jeu de ses parties une fois formées, pourront être expliqués par le même principe. Nous en sommes loin encore, même cinquante ans après l'espèce de défi porté par Cuvier aux physiologistes dans son *Rapport historique sur les progrès des sciences naturelles,* Paris, 1808, défi qu'il aurait bien dû accepter pour son compte. « Dans presque tous les systèmes de physiologie, dit-il, on commence par supposer l'être vivant tout formé, au moins en germe; et bien peu de physiologistes sont assez hardis pour vouloir déduire d'un même principe, et sa formation primitive, et les phénomènes qu'il manifeste une fois qu'il jouit de l'existence. » Eh bien, l'embryologie mathématique de Descartes, et son *Traité de l'homme*, préfigurent mécaniquement la réalisation de cet idéal.

Quel autre parti, homme nouveau et volontairement brouillé avec la science antique, pouvait-il tirer de l'anatomie cadavérique ou descriptive? Honneur de la Renaissance, opprobre de la Médecine moderne, cette anatomie, que je propose de nommer mécanique, appelle, en effet, la mécanique aussi nécessairement que l'automate de Vaucanson. Aucun autre principe qui soit en rapport avec elle. Prenant l'être tout formé, elle exclut la génération, l'évolution, par conséquent la vie, aussi rigoureusement que la vie l'exclut.

L'influence du cartésianisme sur la physiologie moderne est là tout entière. Il servit à systématiser les découvertes anatomiques de la renaissance et à les lancer dans le courant général des sciences d'alors. Si on eût connu l'embryogénie, l'anatomie comparée et d'évolution, l'anatomie vivante, Descartes n'eût pas même songé à son fœtus et à son homme. Mais à une anatomie mécanique, il fallait une physiologie mécanique. Qu'il y ait là, aujourd'hui encore, deux choses, deux sciences, deux mots, une anatomie et une physiologie, n'est-ce pas une preuve d'infirmité, et un témoignage criant de l'enfance où se trouve toujours la connaissance des êtres organisés ? Et tant que cette division existera, y aura-t-il une physiologie?

Aux principes rénovateurs de Descartes, il fallait un objet neuf et grand. Vésale, Aselli, Harvey l'offrirent magnifique, sans égal ! Les théories de Descartes rendirent, à leur tour, un service incomparable aux découvertes de ces grands observateurs. Elles en furent le flambeau. Harvey, surtout, leur dut le triomphe public et le populaire éclat du fait inouï qu'il annonçait aux galénistes réfractaires et encore puissants. En expliquant mieux le fait, la théorie le fit accepter. Cela donne tout de suite la limite de la découverte de Harvey, et ce qui reste à faire pour la consommer.

II

Harvey n'a découvert que l'anatomie de la circulation.

La physiologie erre si loin de ses voies, que c'est une acclamation universelle : Harvey a fait la plus belle découverte physiologique des temps modernes. Il serait peut-être moins inexact de dire la plus belle découverte anatomique ou de mécanique animale, si toutefois ce dernier mot a un sens, et si, en dehors de la physiologie, il y a une science qu'il soit permis d'appeler, sans erreur, mécanique animale. Descartes donnait une théorie claire et mathématique, mais fausse et anti-physiologique de la circulation que Harvey venait de proclamer : donc, celui-ci n'avait découvert que la route du sang, c'est-à-dire le pur fait anatomique de la circulation close ou vasculaire. Mais envisagé ainsi, ce fait n'est qu'une abstraction ; et pour admettre un instant celle-ci, il faut considérer la circulation du sang en dehors du système organique vivant dont elle fait partie. Comme fait mécanique, elle s'évanouit donc dès qu'on étudie toutes choses en place, et qu'on voit l'appareil circulatoire une fois formé, fonctionner d'après le principe et la loi qui ont présidé à sa formation chez l'embryon. Quant à la circulation réelle, vivante, physiologique, Harvey en était séparé par des siècles..... Il n'a fait que tirer la conséquence toute mécanique d'une anatomie morte de l'appareil circulatoire plus précise et plus pénétrante que celle de ses devanciers. La gloire immortelle de Harvey n'a pas plus à souffrir de cette observation que celle de Descartes. Mieux que personne, ce grand homme pouvait savoir qu'il n'avait saisi qu'un fait anatomique, lui qui, dans son *Traité de la génération des animaux,* — œuvre physiologique plus profonde que le *Traité du mouvement du cœur,* — enrichissait la science d'admirables observations, démentis vivants donnés par l'auteur de la découverte anatomique de la circulation, à la théorie de cette fonction déduite de sa découverte.

Le fruit le plus net et le plus direct qu'en recueillit la Médecine, ce fut la transfusion du sang !!! La connaissance de la circulation harvéienne n'a guère produit jusqu'à présent que des résultats de ce genre, c'est-à-dire des erreurs plus déplorables encore en pratique qu'en théorie. Ne serait-ce pas tout le contraire si Harvey avait révélé autre chose qu'un fait physique ou anatomique ? La physiologie de la circulation inondera de clartés l'intérieur de la médecine..... La grandeur d'une découverte se mesure au nombre de siècles nécessaires pour la féconder et l'achever.

III

Comment Stahl et l'animisme découlent du mécanicisme de Descartes.

Le mécanicisme était tellement dans la force relative des choses à cette époque célèbre du laborieux enfantement des sciences, que le génie instinctif du vitalisme ne put résister à sa pression. Le vitaliste le plus indépendant, Stahl subit Descartes, et conçut le petit monde de l'homme comme le père des sciences modernes avait conçu l'univers.

Comme si Descartes eût vaguement aperçu l'animisme au fond de son idée de la matière passive, on dirait qu'il veut prémunir d'avance les physiologistes contre les conséquences qu'ils en pourraient tirer dans leurs théories. Il regarde comme son œuvre principale d'avoir définitivement distingué l'âme du corps, l'esprit de la matière, sous les idées incompatibles et réciproquement exclusives de pensée et d'étendue. On le voit, au début de son *Traité de l'homme et de la formation du fœtus,* tout occupé du soin d'écarter l'âme du gouvernement immédiat de l'organisme, tant il a peur qu'on ne la regarde comme le principe même de la vie. Mais on ne fait pas de la philosophie et de la science avec des intentions. Descartes avait enlevé à la matière toute activité essentielle. Quoi qu'il pût faire, Dieu était l'agent immédiat de son univers physique ; il remplaçait nécessairement la force intrinsèque dont la matière des corps avait été destituée dans le système. Spinosa tirera impitoyablement cette conséquence ; et voilà l'univers Dieu, voilà le panthéisme sorti de la fausse conception de la matière de Descartes ! Or, qu'est-ce cela, sinon déjà un animisme en grand, et le principe même de cette erreur capitale ? Dans le système de Descartes, Dieu est l'âme du monde : *Mens agitat molem,* etc... Maintenant, qu'il vienne défendre d'avance aux physiologistes de ne pas substituer, dans le petit monde de l'organisme, l'âme pensante au principe vital ou à l'activité organique essentielle qu'il a déniée au corps, et il ne sera plus écouté.

Un monde astronomique fait d'une matière passive avec Dieu pour moteur unique et immédiat, appelle presque invinciblement une physiologie analogue, où l'homme soit formé d'une matière également passive, et de l'âme raisonnable pour mouvoir ce corps privé d'activité propre, et y produire immédiatement tous les actes vitaux. L'âme sera le principe vital de l'organisme animal, comme Dieu celui de l'univers physique. On reconnaît l'animisme et Stahl. Son système est exactement calqué sur celui de Descartes. Cette filiation n'a échappé à aucun homme sérieux. L'animisme est donc le principe propre et nécessaire du mécanicisme. On ne peut se dire animiste et rejeter la médecine mécanique et chimique, que par une de ces inconséquences lourdes, qui pourraient faire honneur au sens commun, si elles ne dénotaient pas une faiblesse philosophique radicale.

Vitaliste par instinct et par génie, Stahl fut donc mécaniciste par système. Il dut subir l'influence cartésienne. De son temps, rien n'était prêt pour asseoir la vie essentielle de l'organisme humain sur des bases scientifiques. Glisson avait entrevu cette propriété fondamentale de toute matière animale, la sensibilité, qui devait révolutionner la physiologie ; mais Haller ne l'avait pas démontrée. On en apercevait comme le germe, il est vrai, dans les mouvements toniques de Stahl. Pour lui, cependant, ces mouvements n'étaient qu'une vibration mécanique, un resserrement et un relâchement alternatifs, capables seulement de plus et de moins, de variations de quantité, mais en aucune manière de génération ou d'intussusception et de vie à l'infini. Cette propriété imprimait le mouvement aux fluides, formait ou dissipait des congestions, présidait aux fluxions : fluxions toutes mécaniques, dirigées immédiatement par l'âme, qui n'avait d'autre pouvoir que de changer leur rapidité ou leur siége. Aux yeux de Stahl, l'organisme est un laboratoire de physique et de chimie dirigé par l'âme constamment occupée à empêcher les phénomènes physiques et chimiques de s'y accomplir. Sa fonction incessante est de faire que le corps n'obéisse pas à ses proprés lois. L'animal est soumis à deux forces distinctes et ennemies. La vié c'est leur lutte, l'âme étant victorieuse. La mort, c'est la fin de cette lutte par la victoire de l'inertie. *Vita est conservatio corporis in plenâ suâ potentiâ corruptibilitatis.* Aussi, Stahl distingue-t-il constamment dans chaque acte physiologique, un élément physique et un élément vital ou animique, l'un contrariant toujours les mouvements primitifs et naturels de l'autre; de sorte que la matière de nos organes, n'est véritablement pour le principe de la vie qu'un corps étranger.

Il n'est pas impossible de reconnaître dans cette idée générale celle qui préside à la construction du monde de Descartes. Celui-ci admet que Dieu a dû créer du premier coup toute la quantité de mouvement nécessaire à la conservation de l'univers, et que cette somme primitive ne peut ni s'accroître, ni diminuer. Cela se comprend. Excluant l'idée de force et de génération, il ne pouvait exister pour lui que des changements de lieu et de direction. Tout est fait, rien ne se fait; et les choses ne sont susceptibles que de se déplacer. Dieu, qui choisit toujours les voies les plus simples, imprime d'abord à l'étendue le mouvement en ligne droite. Tel est le mouvement primitif. Mais il est constamment modifié et contrarié par l'action que les parties de l'étendue exercent les unes sur les autres. De cette réaction continuelle résulte un autre mouvement, le mouvement circulaire, qui est le mouvement réel. Celui-ci est donc composé de deux mouvements primitivement contraires, l'un centrifuge et l'autre centripète. Il est conçu, je le répète, comme résultant de ce que le mouvement en ligne droite ne peut jamais s'accomplir, empêché qu'il en est incessamment par l'opposition que lui présentent les autres parties de la matière ou de l'étendue impénétrable.

N'est-ce pas ce que Stahl établit aussi et ce que je viens de montrer dans sa doctrine? L'idée générale est la même : un mixte doué de force d'inertie et d'affinités chimiques, empêché d'obéir à leurs lois par une force d'un autre ordre.

Dans le système de Stahl, je ne vois non plus ni force, ni génération. Rien ne se produit : il n'y a pas de formations ; tout existe d'avance et se réduit à des mouvements. Seulement, l'âme leur imprime des directions qui ne sont pas celles qu'ils auraient suivies d'eux-mêmes. La vie est absente de ce système comme de l'univers de Descartes. L'animisme coule d'une manière si insurmontable de la matière passive de celui-ci, que dans son *Traité de l'homme,* ce système est professé à moitié. En effet, Descartes ne pouvant attribuer à la pure étendue la sensibilité physiologique ou la sensation, la place dans l'âme à qui il n'avait d'abord accordé que la pensée ; et il ne laisse au corps que les fonctions organiques. Comment n'a-t-il pas vu que celles-ci ont aussi pour principe la sensibilité ? Il n'est pas dans l'animal un seul acte, même le plus infime, qui ne relève de cette propriété. L'animal est un végétal sensible. Donner à l'âme la sensibilité, la vision, l'audition, etc..., c'est lui donner en même temps la sensibilité organique de Bichat. L'une est aussi matérielle que l'autre. Stahl n'a fait que développer Descartes et le rendre conséquent.

IV.

Ramené aujourd'hui par un organicisme grossier mais conséquent, l'animisme nous signale la chute de la médecine anatomique. — Celui de Stahl eut, au contraire, de précieux avantages de circonstance. — L'obscurantisme médical s'appuie sur l'animisme du moyen-âge. C'est la physiologie retombée dans l'enfance.

Heureusement, un sentiment profond de vitalisme empêcha Stahl, ce grand médecin, de dériver explicitement vers la médecine physico-chimique d'abord, où une certaine dignité scientifique règnera encore ; puis contenue pourtant dans le principe de son système. Mais tout le monde n'aura pas son génie ; et un mécanicisme régulier et mathématique bientôt, un anatomisme grossier et vulgaire, des détails bas d'où tout sentiment vitaliste et médical aura disparu, viendront démontrer que si l'animisme finit tôt ou tard par engendrer ses conséquences propres, — l'iatro-mécanique et la chimiatrie, — il est vrai aussi, que la médecine physico-chimique qui veut se systématiser franchement, ne peut le faire sans l'animisme. Ainsi, on verra Sauvages, stahlien, animiste sans génie, donner cette définition de l'homme où s'étale clairement la solidarité des deux erreurs : *Homo est aggregatum ex animâ vivente et motabili et machinâ hydraulicâ simul unitis.* Enfin, le chef actuel de l'Ecole de Paris, posera gravement une âme raisonnable et immortelle au-dessus du paquet d'atomes solides, liquides et gazeux qu'il nomme l'organisme. En produisant ses effets naturels, l'animisme s'abaisse donc par la force des choses ; et cette dégénération est indispensable pour que la grossièreté de l'erreur contraigne à remettre l'âme à sa place, et à donner au corps l'activité et l'unité vitales qui lui appartiennent essentiellement. La fondation du vitalisme scientifique est à ce prix. J'ai avancé, il y a quinze ans, que l'animisme était le seul principe rigoureusement possible de l'Ecole de Paris. Je provoquai alors le professeur H. Royer-Collard à une discussion sur ce point, annonçant que quelqu'un se rencontrerait infailliblement un jour pour compléter ainsi l'anatomisme et le ruiner par l'absurde. Peu d'années après, le représentant le plus hardi et le plus impitoyable de cette Ecole, se chargeait de la preuve en consommant son système comme je viens de le montrer. Par lui, l'animisme a dit son dernier mot. L'histoire lui en tiendra compte.

Si Stahl ne vit pas ces conséquences, c'est qu'une pensée unique l'absorbait : c'était d'assurer une base à l'unité vitale et d'expliquer clairement, avant tout, les lois de cette providence intérieure qui, par des mouvements concertés, dirige vers une fin prévue tous les actes de notre économie. A son époque, il n'était pas encore possible d'expliquer cette unité par la grande conception de l'UNITÉ DE PLAN ou de COMPOSITION ORGANIQUE que l'anatomie comparée et l'embryologie ont révélée aux anatomistes du XIXᵉ siècle. La spontanéité des propriétés sensibles du système nerveux, leurs hiérarchies, leurs centralisations, leurs relations sympathiques, n'avaient pas encore rejeté l'animisme dans l'enfance de la physiologie. Cette erreur fut peut-être un instant nécessaire pour consacrer le principe de l'unité vitale et le mettre en sûreté jusqu'au jour où serait connue l'activité sensible de la matière animale. *Oportet hareses esse.* Quoi qu'il en soit, l'animisme fut alors un moindre mal. Par lui, et à une époque religieuse, Stahl reliait et coordonnait provisoirement ses belles observations sur l'ordre et la marche des mouvements fluxionnaires; surtout, il donnait à son système thérapeutique de l'expectation, un poids considérable et une haute garantie. Il restaurait la science sur des fondements simples, et posait le point de départ d'une thérapeutique nouvelle. C'était, je l'ai dit il y a trois ans (UNION MÉD., mai 1854), le doute méthodique du maître appliqué à la Médecine, et un hommage rendu au spiritualisme renaissant. Mais vouloir réchauffer l'animisme après Haller, Bordeu, Hunter, Bichat, Geoffroy St-Hilaire, etc., ce n'est plus qu'œuvre d'obscurantisme et science de revenants. Il est une classe de mauvais esprits, incapables de se mettre en rapport avec le milieu intellectuel où ils ont l'air de vivre. Vous les reconnaîtrez à ce signe, qu'ils nient le progrès parce que le progrès n'est pas pur d'erreurs. Déclamer contre Descartes est un des symptômes ordinaires de cette infirmité. On le conçoit : il a brisé les entraves de la pensée. Mais après cela, venir lui prendre tout justement le principe de son mécanicisme incarné dans la doctrine de Stahl sous le nom d'animisme, c'est avoir la main malheureuse.

Je n'ignore pas qu'un moine sicilien, prédicateur célèbre, et grand nécromancien, nie aujourd'hui, dans la patrie de Descartes, tout ce qui a été fait depuis le xiiie siècle, reprend la science au moyen-âge et souffle l'animisme de saint Thomas à quelques publications médicales peu connues. Le moindre danger de ces doctrines rétrogrades serait d'immobiliser la science, si d'ailleurs, elles n'équivalaient pas au matérialisme de Cabanis et de Broussais.

Que dit, en effet, l'animisme ?

Substance essentiellement simple, l'âme pense, veut ; elle a des sensations, elle est le principe immédiat des mouvements musculaires ; elle digère, sécrète, excrète, assimile, etc... De son côté, que dit le matérialisme ? L'organisme végète, assimile, sécrète, digère, opère les contractions musculaires, sent, veut et pense. Quelle différence trouvez-vous entre les deux systèmes ? Une âme qui sécrète l'urine vous paraît-elle moins dégoûtante qu'un cerveau qui sécrète la pensée ?

Ces évocations sont tristes comme le cri lugubre de l'oiseau des nuits ; heureusement, elle sont d'une impuissance ridicule.

V

*Les erreurs de Descartes redressées dans son École et par les principes
mêmes de sa méthode. — Leibnitz métaphysicien de la physiologie
comme Descartes de la mécanique et de l'astronomie. — Il manque le
but pour vouloir séparer l'idée de vie de l'idée de quantité.*

Le spiritualisme cartésien est si puissant, qu'il renferme dans son
point de départ tout ce qui est nécessaire pour redresser les erreurs de
Descartes, et en particulier celle que je viens de combattre, le mécanicisme. Ce principe de vie et de réformation, c'est la théorie des idées.
Descartes professe qu'elles sont innées. Or, bien qu'il ne s'en soit jamais
expliqué, on ne doit pas croire qu'il supposât renfermées explicitement
dans notre esprit toutes les idées contingentes dont nous pourrons avoir
un jour la perception distincte. Il ne pensait pas, sans doute, que chacune des idées innombrables que nous formons à chaque instant, fût là,
dans notre âme, toute prête, toute développée, et qu'elle ne fît qu'en
sortir et y rentrer à son heure et à sa place comme dans une machine
et sans aucun travail générateur de l'esprit. Cela impliquerait que Dieu
a mis primitivement en nous toutes nos idées particulières, et que notre
esprit n'est pas susceptible de développement. Alors, plus de spontanéité, plus de liberté, rien qui nous appartienne. L'âme est sans vie
propre : c'est encore une pure mécanique.

Les idées que Descartes regardait comme innées, ce sont les idées primitives, générales. Mais qu'est-ce que cela signifie, sinon idées mères ou idées
d'où procèdent toutes les idées particulières et contingentes ? Pouvait-il
ignorer qu'avant lui, on les appelait des semences d'éternité, *semina æter-
nitatis ?* Or, qu'on se souvienne que nous ne pouvons concevoir les choses
qui ne sont pas nous, que comme nous nous concevons nous-mêmes ; en
d'autres termes, que ce sont nos idées mêmes que nous percevons quand
nous comprenons les choses extérieures. C'est la méthode des méthodes.
Apprenez-moi à penser fortement ; contraignez mon esprit à rentrer en
soi et à se prendre avec vigueur, et je vous dispense de m'enseigner les
règles du syllogisme et de l'induction, de l'analyse et de la synthèse.

Qu'avant tout, mon âme saisisse bien sa propre vie dans cette génération incessante d'idées qui constitue la fécondité de ma pensée, et il est impossible que je ne porte pas cette conception générale dans la science des choses extérieures qui m'en offriront la vive image, comme sont excellemment les animaux, et avant tout mon propre corps. Substantiellement uni à un être immatériel où tout est spontanéité, conception, évolution, multiplicité dans l'unité, vie par conséquent, comment mon corps pourrait-il ne pas jouir comme tel, des mêmes propriétés, et ne pas reproduire, dans l'ordre matériel, des facultés analogues ? L'étroite sympathie qui existe entre l'âme et le corps ne suppose-t-elle pas cette correspondance ? Est-elle même autre chose ? Elle est si intime, si substantielle, en effet, cette union, que la masse des esprits superficiels et que le vulgaire s'y trompent, attribuant une âme raisonnable ou une intelligence aux animaux, et refusant à l'homme un principe immatériel qui ne soit pas dans les bêtes. L'animisme supprime ces questions. Il matérialise l'âme ou spiritualise le corps, et efface en principe, ou la métaphysique, ou la physiologie, quand la science consisterait à les unir comme le sont l'âme et le corps.

Quoi qu'il en soit, on peut reprocher à Descartes de n'avoir pas suffisamment pénétré dans la nature des idées dont il avait si vigoureusement établi l'existence ; de ne les avoir montrées ni assez vivantes, ni continuellement engendrées en nous de la substance propre de l'âme sous l'influence des excitations physiologiques ; enfin, d'avoir mérité par là une partie des objections qu'on a faites à sa théorie des idées innées. Le monde intérieur et spirituel qu'elles forment pourrait recevoir le reproche que j'ai déjà adressé à son monde physique. Tout y est fait, rien ne s'y fait. Les idées sont : elles ne deviennent jamais. Et effectivement, l'intelligence telle que Descartes l'entend, est passive ; l'activité de l'âme ne commence à paraître que dans la volonté.

Après avoir exposé les causes extérieures et historiques du mécanicisme de Descartes, je viens de signaler la cause intrinsèque et métaphysique de cette erreur. Tant il est vrai que la raison des choses est en nous, et que c'est toujours à l'esprit, toujours aux idées qu'il faut remonter pour tout expliquer comme pour tout faire !

Mais, Descartes est la tête d'un grand corps. Ce corps, c'est l'Ecole cartésienne ; et ses membres s'appellent Pascal, Malebranche, Leibnitz, Arnaud, Bossuet, Fénelon, etc... Leibnitz reprendra la théorie des idées et lui fera faire un grand pas. C'est l'affaire de sa vie. Placer des forces partout où Descartes ne voyait que des quantités, en mécanique aussi bien qu'en physiologie, on dirait que c'est la fonction de Leibnitz. Il exagère même cette idée ; car, pour lui, les éléments des corps, ce qu'il nomme les monades, sont inétendus et indivisibles : ce sont les véritables atomes de la nature. Ces forces simples, ces éléments des choses possèdent une telle puissance interne de développement, une telle vie, qu'elles n'ont besoin, pour manifester leurs propriétés, d'aucune excitation du dehors ; elles n'exercent pas la moindre influence les unes sur les autres. Tout à l'heure, l'idée de quantité était portée à l'excès ; on ne voyait qu'elle. Maintenant, voilà l'idée de force qui exclut la quantité et qui règne seule dans les substances, qui les constitue même tout entières ; autre erreur, qui poussée à l'extrême, reproduirait à son tour le mécanicisme qu'elle prétend chasser. Et en effet, si l'harmonie préétablie de Leibnitz est vraie, au sens qu'il lui donne, c'est-à-dire, si les substances sont sans influence les unes sur les autres, tous leurs rapports sont rompus ; il faut que du premier coup chaque chose soit ce qu'elle sera jamais. C'est un tableau synoptique immobile, d'où la génération, la succession, l'évolution, la vie par conséquent, sont encore exclues. On en a une preuve dans le système de l'emboîtement des germes qui est un des produits directs de la monadologie ; et surtout dans le système de l'harmonie préétablie, son complément nécessaire. Les molécules organiques de Buffon et son idée des moules intérieurs, découlent aussi de cette philosophie.

Le mot emboîtement dit assez de lui-même, que pour éviter le système de l'épigénèse ou de l'embryogénie par juxtaposition, on s'est jeté dans un extrême non moins faux. C'est se débarrasser trop facilement des mystères de la génération, que de supposer les organismes préexistants ou tous créés dès le principe. On retombe dans le mécanicisme. Les germes emboîtés ne sont, en définitive, que des animaux en miniature. Ils n'ont donc plus qu'à grossir par expansion physique comme des ballons, ou par apposition extérieure de molécules, comme dans une cristallisation. Quant aux molécules organiques de Buffon, elles rappellent trop les homéoméries d'Anaxagore, et suppriment de même toute génération et toute formation. On ne comprend plus les rapports intimes et les échanges merveilleux qui s'opèrent incessamment entre les corps physiques et les êtres organisés. Ces transformations graduées par lesquelles l'animal élève jusqu'à lui la substance des végétaux, et ceux-ci les éléments du règne minéral ; la réduction inverse, en vertu de laquelle la substance des corps organisés rentre dans les combinaisons de la chimie minérale ; cette circulation continue, où l'on voit la matière d'un règne prêtée un instant à l'autre qui la métamorphose, la garde un instant et la restitue au commerce général de la nature, etc..., toutes ces grandes harmonies disparaissent dans le système des molécules organiques de Buffon. Si les éléments constituants de tous nos organes se trouvent répandus autour de nous tels qu'ils sont dans ceux-ci, il n'y a plus d'assimilation. Les molécules organiques vont se coller aux molécules organiques similaires, et l'intussusception est encore ruinée. Tant le mécanicisme est inévitable, quand on veut remplacer par des figures et des images, les idées de force et de vie.

Quoi qu'il en soit, ces idées approfondies par Leibnitz, pénétrèrent dans les sciences, et animèrent surtout la physiologie. Chez F. Hoffmann, qui fut à Leibnitz ce que Stahl avait été à Descartes, l'organisme a déjà plus de vie propre. On y sent des frémissements et des spasmes, des expansions et des contractions, et comme des courants sympathiques qui s'approchent bien plus de l'action nerveuse que les esprits animaux de Descartes. L'impression prend peu à peu la place de l'impulsion, et les mouvements se communiquent par des frissonnements ou des émotions fibrillaires imperceptibles. Ce ne sont déjà plus des translations mécaniques : on pressent l'irritabilité.

Mais ceux qui appliquent véritablement les idées de Leibnitz à l'histoire naturelle, ce sont Wolf et Ch. Bonnet. Par eux, le vitalisme organique ou le générationisme s'installe et prend en physiologie, un rang d'où on ne le fera plus descendre. Qu'à la suite de Leibnitz, ils aient exagéré la notion de la monade et anéanti, par conséquent, ses propriétés, comme je l'ai montré plus haut; qu'ils l'aient tellement enfermée en elle-même, que tout y préexiste formellement, moins les dimensions, cela doit peu surprendre, quand on voit Leibnitz lui-même, hyperdynamiste en théorie, être impuissant à secouer en fait le mécanicisme. L'idée de vie ne faisait que se lever. Elle apparaissait à l'horizon de la science avec plus d'ombre encore que de lumière. Ainsi, dans sa dispute avec Stahl, après avoir démontré à son adversaire que l'âme, substance inétendue et indivisible, est distincte du corps organisé et vivant, et que celui-ci, substance complète dans son genre, jouit d'une activité qu'il ne tient que de lui-même, Leibnitz s'en va comparer le corps humain à une sorte de pompe à feu ou de machine à vapeur : *Dici potest corpus nostrum non tantùm machinam hydraulico-mechanicam, sed et pyriam esse.* C'était bien la peine de réfuter Stahl!

Cette idée de vie est si difficile à saisir entière et précise, que la philosophie s'y essaie depuis Platon, et que l'animisme et le mécanicisme, Montpellier et Paris, les deux faces de la même erreur, sont là, à vos côtés, tout prêts à vous engloutir, si dans votre conception, la vie se produit indéterminée, vague, sans quantité ou sans organisation comme l'unité sans le nombre ; ou si le nombre, la détermination, l'organisation se produisent, à leur tour, sans l'unité ou la force qui les coordonnent et les relient. Dans notre esprit, ces deux idées ne sont pas l'une à côté de l'autre, celle-ci antérieure à celle-là ; elles coexistent nécessairement, se pénètrent, sont l'une dans l'autre. Les corps aussi, nous offrent l'image matérielle de cette constitution. Deux éléments, force et quantité, s'y trouvent fondus dans l'unité de substance, de la même manière que dans l'esprit les idées correspondantes. Pourquoi donc, dans nos théories, ces idées et ces éléments ne sont-ils pas fondus comme dans notre esprit et dans les choses ?

Mon lecteur a compris, enfin, que la connaissance de soi-même est le fondement des sciences. Il voit maintenant, comment elles n'ont pu naître dans l'antiquité que par Socrate avec le *Nosce teipsum*, et dans les temps modernes, qu'avec Descartes par son *Je pense, donc je suis.*

Leibnitz, saisissant trop exclusivement le côté de son esprit que Descartes avait négligé, n'embrasse donc à son tour que la moitié de la vérité. Le fruit le plus beau de sa doctrine va lui échapper par là ; et le principe du vitalisme scientifique sera encore ajourné.

Le médecin philosophe éprouve une déception amère, en voyant le père spirituel de l'embryologie, — cette base du vitalisme positif, — mécaniser la vie pour la vouloir trop concentrer. Chez Descartes, ne tirant rien de soi, ne dépendant que de son milieu, l'organisme vivant est anéanti. Leibnitz veut qu'il n'en dépende en rien, qu'il tire tout de soi, et tout est remis en question ; et l'embryogénie, qui devrait révolutionner la physiologie, ne sait que se placer à côté d'elle comme un ensemble de faits nouveaux, en attendant qu'une théorie complète de la substance vienne lui permettre de créer la science de la vie dominée encore par une anatomie mécanique. Cette contradiction éclate dans les paroles suivantes de Leibnitz où s'est arrêtée la physiologie : « Si on ne peut expliquer par les lois de la mécanique, la formation du corps des animaux, on peut, par elles, expliquer leurs actes et leurs fonctions, lorsqu'une fois ils sont formés. » (Leibnitz, *Nouv. ess. sur l'entend.*)

Quelle chute ! Comment la première partie de cette loi serait-elle vraie, si la première n'était pas fausse ? Et que signifie cette seconde partie, si la première n'est pas une erreur ? Cependant, ne pouvant être que vraies ou fausses toutes deux, qui oserait dire que la première n'est pas vraie ? Une contradiction si étrange dans un si grand esprit, doit tenir à des raisons profondes.

VI

Comment le système des monades suggéré par Malebranche à Leibnitz, replonge celui-ci dans le mécanicisme cartésien.

Malgré l'effort constant et magnifique de Leibnitz pour secouer Descartes, le mécanicisme pèse encore sur sa vaste pensée. Il ne peut pas assimiler l'idée de quantité et d'étendue : il la subit. Il ne peut pas la fondre avec l'idée de force ou de vie : il la met à côté. Ces deux idées lui semblent inconciliables. Pour éviter le mécanicisme, il supprime l'étendue. Et quand, entraîné par les exigences de l'expérience et du sens commun, il est obligé de se servir de cette idée, alors elle le subjugue, chasse l'idée de force, et le mécanicisme règne sur une vie qui n'a pas su s'approprier l'étendue et le nombre pour se manifester et s'organiser par eux.

Leibnitz repousse Descartes lui-même; mais il se rencontrera un esprit moins rude et moins entier, un métaphysicien plus ingénieux et plus séduisant, qui lui imposera trop souvent les erreurs du maître.

Cet homme qui possédait si bien son Descartes, qu'il se vantait de pouvoir donner une édition de ses œuvres si elles venaient à se perdre; dont la vocation philosophique se décida à la lecture du *Traité de l'homme* qu'il fut obligé d'interrompre plusieurs fois à cause des palpitations violentes qu'elle lui causait, cet homme, c'est Malebranche. Familier avec la notion d'infini, émerveillé des observations de Malpighi, de Swamerdamm, de Leuwennoëk, il avait porté dans la philosophie l'idée de la division et de la petitesse infinies des corps organisés. La nature était peuplée, à ses yeux, d'animaux et de végétaux microscopiques dont le plus petit était encore un monde. Les tourbillons de Descartes sont la source première de cette idée. C'est avec ces tourbillons animés et les divers ordres d'infinis de Malebranche, que les naturalistes modernes construiront aussi les règnes organiques, et dresseront l'échelle des êtres qui les peuplent. La philosophie n'est-elle pas la mère des sciences ?

Malebranche avait dit que l'infinie petitesse des animalcules défiait tous les microscopes, et qu'au delà des divisions imaginables, la nature avait des divisions réelles que l'esprit seul pouvait atteindre. C'est là que Leibnitz prendra l'idée de ses monades qui échappent aux sens. Mais il faut leur donner la vie; car empruntée à Descartes, la notion de l'animalcule imperceptible de Malebranche et de sa divisibilité infinie, est purement anatomique. Ce qui transporte celui-ci d'admiration, c'est, en effet, que chacun de ces cirons a des membres parfaits plus gros que d'autres cirons dont tous les organes d'une prodigieuse petitesse sont aussi parfaitement formés que ceux d'un éléphant, et ainsi à l'infini. Dans un oignon de tulipe, il voit des tulipes toutes faites à l'infini, et chacune de celles-ci en renferme d'in-

nombrables, et dans leur infinie petitesse, aussi anatomiquement ache-
vées que la tulipe visible. A cette division mécanique sans terme, Leibnitz substitue des hiérarchies infinies de forces pures et simples : ce
sont les monades; et il se sert de ce mot pour exprimer l'unité et l'in-
divisibilité de ces éléments vitaux des choses, puisque unité et indivi-
sibilité sont synonymes de force ou de vie. Les développements métaphysiques larges et extraordinairement riches qu'il donne à son système,
ont produit cette grande Ecole physiologique allemande, dont les écarts
eux-mêmes ont encore quelque chose d'ample et d'infini.

VII

*Ce qui manque à la doctrine des monades pour devenir le vrai fonde-
ment du vitalisme nouveau. — Activité de la matière, seul obstacle au
retour du mécanicisme et de l'animisme.— Glisson précurseur de ce
principe rénovateur.*

La monadologie de Leibnitz serait la base du vitalisme, s'il avait mis
de la quantité et du nombre dans sa monade. Mais il la fait inétendue,
et elle n'est plus, dès lors, qu'une moitié de substance, une chimère.
Sous prétexte d'unité, il lui ôte le nombre; sous prétexte de simplicité,
il lui ôte l'étendue. Privée du principe même de la détermination et de
l'organisation, elle reste vague et insaisissable ; elle n'a rien pour se
limiter, se différencier, s'anatomiser. Il a beau dire, qu'indépendamment du principe du changement ou du principe générateur qui fait le
fond de la monade, il y a en elle un détail de ce qui change ou de ce
qui est continuellement engendré, et que c'est ce qui donne la spécificité et la variété des substances simples ; il a beau ajouter, que ce détail
doit envelopper une multitude dans l'unité ou dans le simple, le fait est
que si sa monade ne renferme pas l'étendue physique, n'est pas maté-
riellement étendue, elle sera aussi incapable de toutes les propriétés
vitales qu'il lui attribue, que l'âme serait incapable de saisir hors d'elle
et dans les choses les rapports de nombre et de quantité, si elle n'était
elle-même nombre, quantité, étendue intelligibles, ou ce qui est tout

un, si elle ne renfermait dans sa substance immatérielle les idées de nombre, de quantité ou d'étendue. Certes, personne n'a mieux connu que Leibnitz toutes les propriétés fondamentales que suppose la vie. Il en a doué sa monade avec une grandeur véritablement créatrice ; mais il lui a refusé ce qui était nécessaire pour qu'elle manifestât ses dons. Aussi, n'est-ce qu'en elle qu'elle existe ; sa vie solitaire ne se communique pas. Isolée de toutes les autres monades dont l'ensemble constitue l'univers, et chacune de celles-ci lui ressemblant sous ce rapport, je ne vois partout que des unités qui, sans nombre pour se déployer, restent éternellement infécondes. La nature n'est qu'un monde de germes où tout se fait sans que rien soit jamais fait. C'est juste le contraire du monde mécanique de Descartes, où tout était toujours fait et où rien ne devenait jamais.

L'étonnante contradiction de Leibnitz commence à s'éclaircir. Que disait-il tout à l'heure ? que « si on ne peut expliquer par les lois de la mécanique la formation du corps des animaux, on peut, par elles, expliquer leurs actes et leurs fonctions lorsqu'une fois ils sont formés. » Eh bien ! cette contradiction choquante est imposée à Leibnitz par son idée de la monade, si pleine, en apparence, de force et d'avenir, qu'elle semble se suffire à elle-même tant qu'elle est monade ou solitaire ; mais tellement impuissante en réalité, qu'elle se mécanise ou meurt dès qu'il lui faut agir au dehors, entretenir des relations, vivre enfin positivement. Tant que l'organisme est en germe (et toute monade est un petit organisme) ; tant qu'il vit intérieurement, qu'il n'a pas encore de rapports avec le monde extérieur et n'agit pas au dehors ; tant que ses actions vitales, toutes concentrées en elles-mêmes, ne se terminent pas à des rapports physiques, Leibnitz ne voit rien à faire pour la mécanique dans cet organisme tout interne et tout idéaliste. Pour la mécanique, il a raison ; mais pour la quantité et l'étendue, il a tort. Aussi, dès qu'une telle économie entre en rapport avec le monde extérieur, adieu la monade leibnitzienne : la quantité et l'étendue nécessaires aux manifestations de la vie et qu'on avait cru pouvoir en exclure sous prétexte de mécanique la resaisissent, mais alors tout extérieurement, puisqu'elles n'étaient pas primitivement en elle, et elles ne peuvent que la mécaniser. Elles ne l'organisent plus, parce que pour déterminer ou organiser une force, il faut lui être intérieur et un de ses éléments constitutifs ; mais elles l'anéantissent et la remplacent.

J'avais raison de dire, que malgré tout le soin que prend Leibnitz pour mettre de la variété et un détail infini de choses dans sa monade et la douer d'une force de génération continue, elle était impuissante à se varier et à déployer, comme il le prétend et comme il sentait bien que c'était le caractère essentiel de la vie, une multitude infinie dans l'unité. Pour cela, la quantité et l'étendue dont il l'a dépouillée sont indispensables. Sa monade est donc condamnée à vivre en elle-même, à tirer tout de soi. Elle n'agit sur rien, rien n'agit sur elle. Il ne lui faut rien moins que la spontanéité absolue. La voilà divinisée. Comment s'en tirera Leibnitz ? Par un expédient trouvé après coup, par l'harmonie préétablie qui déguise mal le panthéisme caché au fond de son ingénieux système.

Je n'enseigne point ici la philosophie, et je suppose connue l'idée fondamentale de l'harmonie préétablie. On peut la résumer ainsi d'aprèsLeibnitz : L'influence d'une monade sur l'autre n'est qu'idéale. Elle n'a son effet que par l'intervention de Dieu, en tant que dans les idées divines, chaque monade demande avec raison, que Dieu, en réglant toutes les autres dès le commencement des choses, ait égard à elle. C'est pourquoi, il faut qu'il les ait toutes montées comme des horloges infiniment diverses, capables de marcher toujours dans la plus grande harmonie, sans que, pour garder cet accord établi d'avance dans tous ses détails, il soit nécessaire qu'elles agissent les unes sur les autres. Puisqu'une monade créée ne saurait avoir une influence physique sur l'intérieur d'une autre monade, on comprend que ce ne puisse être que par le moyen d'une harmonie préétablie entre elles, qu'elles paraissent exister dans une mutuelle dépendance. La quantité et l'étendue sous lesquelles nous nous représentons les monades, ne sont, en effet, suivant lui, que des apparences. Leibnitz n'a pas trouvé de comparaison plus juste que celle des horloges ; et il a cru ne faire qu'une comparaison. C'est plus que cela : c'est une identité. Ses monades, c'est lui qui le dit, sont des automates incorporels.

L'harmonie préétablie est un vrai coup d'état philosophique. Quoique fasse Leibnitz, elle détruit l'efficacité des causes secondes qu'il travaillait à relever contre Descartes, et elle leur substitue l'action divine immédiate. Et tout cela, parce que, emporté dans sa réaction contre le mécanicisme cartésien, Leibnitz exagère l'idée de force jusqu'à la concevoir sans celle de quantité ou d'étendue. En effet, donnez aux monades de la quantité et de l'étendue, et vous les organisez, vous les développez. Mais puisque tout est plein dans l'univers, que l'espace n'existe pas par lui-même, et que, suivant Leibnitz, il n'est *que l'ordre des existants*, les monades ne peuvent se développer sans agir les unes sur les autres, sans avoir besoin les unes des autres, et sans communiquer ensemble. Alors, pour parler comme Leibnitz lui-même, « tous les corps sont dans un flux perpétuel comme des rivières, et des parties y entrent et en sortent continuellement. » Mais aussi, dès ce moment, les causes secondes reparaissent avec l'idée d'une spontanéité relative, et l'harmonie préétablie est inutile. Au contraire, retirez aux monades la quantité et l'étendue, et l'harmonie préétablie s'impose insurmontablement à vous.

Malgré ces erreurs systématiques, Leibnitz a donné dans l'Ecole cartésienne, la plus grande ébauche philosophique de vitalisme qui ait jamais paru. C'est pour la physiologie un thème inépuisable. On y trouve tous les principes destinés à en faire la reine des sciences.

Un médecin anglais, contemporain de Leibnitz, François Glisson, avait publié, avant la *Monadologie*, un ouvrage éminemment remarquable sous ce titre : *Tractatus de naturâ substantiæ energeticâ, seu de vitâ naturæ ejusque tribus facultatibus, perceptivâ, adpetitivâ et motivâ*, où il attribuait la sensibilité et l'irritabilité, non seulement à la substance nerveuse et à la fibre musculaire, mais aux tissus de la vie la plus obscure, et même aux humeurs. J'ajoute que ces facultés inhérentes à la matière organisée, n'étaient pas, chez Glisson, vaguement sensibles, vaguement motrices, susceptibles d'être ramenées à une pure dichotomie de mouvement, et en définitive au mécanicisme, comme chez Haller; elles étaient déterminées, et chaque particule animée était, ainsi que l'ensemble, douée d'appétition, de perception et de mouvement instinctif. Comment le tout posséderait-il ces facultés, si chaque partie n'en jouissait elle-même, et à l'infini ? L'idée fondamentale de l'activité de la matière est toute là. Bien comprise, cette idée ne laisse plus de raison d'être à l'animisme. Jointe à celle des divers ordres, des diverses hiérarchies d'infinis physiologiques, ou des centralisations de plus en plus éminentes des appareils organiques, elle rend impossible le retour de ce système et l'anéantit. Leibnitz en fit admirablement profiter sa monade. Il lui donna les facultés que Glisson avait reconnues dans toute particule organisée ; et de plus, il montra leur mode de coexistence, leurs rapports de génération et de procession. Avec ce principe, il n'y a plus de mécanicisme supportable. Il en est de même avec ceux que je vais énoncer et que la science des êtres organisés, vivante comme son objet, devra un jour à ce grand philosophe.

VIII

Idée sommaire des grands principes de la philosophie de Leibnitz destinés à asseoir la physiologie sur ses bases propres.

De tous les modernes, Leibnitz est celui qui a le plus fortement saisi en lui l'idée de vie ou de génération. C'est par cette idée qu'il a proclamé l'activité essentielle à toute substance, et qu'il a identifié l'être et la force. Être et engendrer étaient pour lui une même chose ; et engendrer, c'est tirer de soi. Telle est, en effet, l'idée d'*intussusception* qu'on oppose toujours à celle de *juxtaposition* pour caractériser la différence des corps organisés et des corps inertes. Exister par intussusception, c'est tirer de soi toutes ses propriétés (*suscipere ab intus*). Voilà bien, en effet, la monade leibnitzienne. L'animal, par exemple, tire continuellement de sa substance des produits organiques et des actions vitales, c'est-à-dire qu'il engendre, non seulement dans sa vie embryonnaire et pendant qu'il se forme, mais continuellement aussi une fois qu'il est formé. La nutrition n'est qu'une génération continue. L'animal excité, alimenté, vit toujours par génération ou *intussusception;* il se tire toujours de lui-même. On se rappelle ce que j'ai dit plus haut de la contradiction de Leibnitz sur ce point capital. Il est inconcevable que si ferme dans le principe, il ait manqué à ce point la conséquence.

Un autre principe parfaitement semblable à celui-là, c'est le principe de la continuité d'action, idée considérable, que le spiritualisme seul pouvait donner, et qui représente en dynamique l'idée de la divisibilité infinie du nombre et de l'étendue en mathématique. Elle a présidé à la découverte du calcul différentiel. Il n'y a pas de théorie physiologique, il n'y a pas de théorie, pas de pratique médicale sûre et profonde sans ce principe. Si la maladie disparaît pour l'esprit du médecin lorsque le phénomène ne frappe plus ses sens ; si lorsque le symptôme reparaît, il annonce nécessairement une maladie toute nouvelle, il n'y a plus de lien, plus d'unité, plus de vie dans les choses de la pathologie. Le pronostic, qui est la médecine presque tout entière, est détruit dans ses fondements ; la thérapeutique n'est qu'une chasse empirique aux symptômes, et la médecine un meurtre légal. Pourtant, le sensualisme conséquent et abandonné du sens commun, ne devrait pas enseigner autre chose.

Le principe de la spontanéité d'action dans les êtres organisés, a encore ses racines philosophiques dans la doctrine de Leibnitz. Développé dans les vérités suivantes, il est le seul obstacle possible à la physiologie et à la médecine physico-chimiques. La première de ces vérités solidaires, est la vie propre de chaque partie à l'infini. « Ce qui distingue, dit Leibnitz, les machines humaines des divines, c'est que celles-ci sont machines divines jusque dans leurs moindres parties à l'infini, tandis que les humaines ne sont pas machines dans chacune de leurs parties. Par exemple, la dent d'une roue de laiton a des parties ou fragments qui ne sont plus quelque chose d'artificiel, et n'ont plus rien qui marque de la machine par rapport à l'usage où la roue était destinée. »

Il est certain, en effet, que la vie étant organisée partout à l'infini ; que chaque élément organique ayant une vie propre à l'infini, il n'y a plus de place où se puisse glisser la plus subtile propriété physique ou chimique; et le vitalisme est fondé sans l'erreur de l'animisme. Mais que la vie cessât d'être déterminée organiquement à l'infini; que chaque particule organique cessât d'avoir une vie propre à l'infini, et la vie serait comme n'étant pas, et elle n'aurait pas d'être, aucune réalité, pas de substance ou de fond. Il y aurait donc, au commencement ou à la fin de la série, un moment où elle ne serait pas elle. Le chimiste vous la pourrait faire sortir d'une combinaison morte qui en serait le principe, et adieu la physiologie; ou bien, la faire aboutir au même point qui deviendrait tout et le principe rien, et la chimiâtrie régnerait encore.

Il n'échappera à personne qu'un des grands principes de la pathologie, dont on a même beaucoup abusé depuis la chute de Broussais, le principe nosologique de la spécificité, a aussi son origine philosophique moderne dans les vues profondes de Leibnitz sur la vie. Son idée de la continuité, sans celle de la spécificité d'action, amènerait une identité complète dans le monde, et chaque chose, dit-il, serait *indiscernable* de chaque autre. Aussi, tous les atomistes et tous les pneumatistes anciens et modernes, pour qui il n'y a que du plus et du moins dans les choses, et qui, par conséquent, n'ont jamais pu admettre ni la création ni la génération ou procréation des espèces, ont-ils unanimement rejeté l'idée de spécificité pathologique. Voilà pourquoi leur premier soin a toujours été de démolir les nosologies. Elles sont, en effet, la négation même de leur principe.

Enfin, pour ne parler que des bases principales du vitalisme contenues dans la philosophie spiritualiste de Leibnitz, j'en dois signaler une dernière, c'est la propriété qu'a chaque monade *de représenter toutes les autres à son point de vue.* En complétant et en rectifiant la monadologie comme je l'ai indiqué plus haut, on voit, dans cette loi, que les forces et les propriétés de chaque règne représentent spontanément et éminemment, dans un ordre d'activité supérieure, les propriétés et les forces des règnes inférieurs. On voit aussi que, dans l'organisme animal, les propriétés disséminées d'un appareil (et tous les appareils ont des élémentsde leur fonction partout) sont toujours représentées d'une manière éminente, ou ramassées à leur plus haute puissance dans un centre qui n'est, comme je l'ai dit ailleurs, que le pouvoir exécutif de la fonction. (Leçon à l'hôpital Lariboisière *sur la maladie de Bright;* UNION MÉDICALE, n°ˢ des 22 et 24 mai 1855.) Il n'est pas un seul appareil qui ne soit ainsi constitué. Chacun d'eux est un cercle parfait. La circulation est donc la grande loi de l'économie vivante,et son plan général.J'ai retrouvé, de mon côté, ce principe il y a quinze ans ; je l'ai affermi, puis exposé brièvement dans l'ouvrage d'un philosophe contemporain dont je parlerai tout à l'heure. Depuis cette époque, il y a quatre ans, je l'ai appliqué à la médecine dans un travail qui a pour titre : LES VRAIS PRINCIPES DE LA MATIÈRE MÉDICALE ET DE LA THÉRAPEUTIQUE ; *lettre adressée à MM. les professeurs de la Faculté de médecine à l'occasion de la chaire vacante par la mutation de M. Trousseau* (Paris, 1853). Je ne savais pas alors cette vue dans Leibnitz. J'ai remarqué depuis, — sans doute parce que j'en étais rempli moi-même — qu'il l'avait ébauchée. Aujourd'hui, elle remonte d'elle-même à sa source, et j'ose me faire l'honneur de la lui restituer.

IX

L'impulsion vitaliste donnée par Leibnitz va s'égarer dans le système physiologique du progrès continu et dans l'anatomie idéaliste des Allemands. — L'École positive et expérimentale la rectifie. — Bordeu, Bichat, Cuvier, etc. — HUNTER *plus grand qu'eux tous.*

Mais ces conceptions magnifiques de Leibnitz sont loin, malheureusement, d'avoir pénétré tout entières la physiologie. On pourrait même dire qu'elles n'y sont entrées que par leurs côtés défectueux. J'ai assez dit plus haut que c'était moins, peut-être, la faute des savants que celle de Leibnitz lui-même. On a vu ce que Buffon et Ch. Bonnet en avaient fait. Ils ont pris le côté malebranchiste de la monadologie ; et néanmoins, ces idées sont si vastes ; elles descendent si profondément dans les réalités de la nature, que, sans les saisir dans toute leur étendue, Buffon et Bonnet ont rendu par elles d'incomparables services à la science.

« A parler exactement, dit Bonnet, les éléments ne forment point les corps organisés : ils ne font que les développer, ce qui s'opère par la nutrition. L'organisation primitive des germes détermine l'arrangement que les atomes nourriciers doivent recevoir pour devenir parties du tout organique..... » Si ces paroles ne paraissaient pas indiquer suffisamment l'idée d'une juxta-position, la suite ne devrait laisser aucun doute : « Un solide organisé est une étoffe formée de l'entrelacement de différents fils. Les fibres élémentaires avec leurs mailles, sont la chaîne de l'étoffe ; les atomes nourriciers qui s'insinuent dans ces mailles, sont la trame. Ne pressez pourtant pas trop ces comparaisons. » Mais vous, d'abord, ô grand naturaliste, ne les proposez pas du tout. Elles vous ôtent le droit de rejeter, comme vous le faites, les molécules organiques et les moules intérieurs de Buffon, et celui d'admirer les recherches sur l'œuf du poulet que vous adresse l'illustre Haller.

Quoi qu'il en soit, bien que purement mathématique chez les uns, et purement dynamique chez les autres, l'idée d'infini prenait sa place dans la science de la nature, la vivifiait comme elle ne l'avait jamais été, et ne lui assignait plus de bornes.

L'impulsion vitaliste était donnée. Si l'élément quantité et étendue, dont Leibnitz a privé sa monade, y rentre logiquement et la mécanise, l'essentiel est que l'élément caractéristique qu'il a voulu imprimer énergiquement en elle, l'élément vie, soit celui qui se développe, en réalité, dans les travaux des physiologistes, car c'est cet élément qu'il importe le plus de considérer dans la science de la vie, l'élément quantité n'y servant qu'à mesurer et à déterminer l'activité ou la force. — Le côté panthéistique de la monadologie aboutit philosophiquement à Schelling, et physiologiquement à Gœthe et à Oken avec la vie universelle, le progrès continu et la théorie des homologues. A l'extrémité de cet écart, on rencontre même Hahnemann..... On aurait pu trouver dans Leibnitz le remède préventif de cet abus : c'est l'idée des divers ordres d'infinis qui lui avait été suggérée par Malebranche. Celui-ci s'était borné à les considérer dans les mathématiques. De là, Leibnitz en avait transporté la notion dans les choses de la nature et de la vie. Appliquant eux-mêmes ce grand principe, les naturalistes auraient vu que chaque règne de la création, infini dans son ordre, est séparé du règne supérieur par un intervalle que rien ne peut combler; qu'il en est ainsi dans les différents ordres d'un même règne, dans les différentes classes d'un même ordre, etc. et que chaque espèce, infinie en soi, est également séparée par l'infini des espèces les plus voisines. Cela eût épargné à un esprit aussi positif et aussi français que Lamarck, sa chimère panthéistique de l'oiseau sorti du reptile, et du mollusque transformé en cheval ou en lion par l'action des milieux physiques, etc..... Heureusement, l'observation viendra rectifier les erreurs du principe métaphysique qui lui a ouvert des horizons nouveaux. En ovologie, une grande vérité introduite par Wolf — le véritable promoteur de notre embryogénie — se substituera aux erreurs de Bonnet ou à l'emboîtement des germes. C'est l'idée de métamorphose. Leibnitz est plein de cette idée; mais les savants, ses successeurs les plus immédiats, avaient trouvé plus facile le côté male-branchiste de la monadologie, et s'y étaient tenus.

Enfin, cette école expérimentale qui descend, non de Bacon, mais de Galilée et de Newton, et qui se termine pour nous, dans ce moment, à Boerhaave et à son élève Haller, bien plus grand que son maître, l'école de l'anatomie positive surveille et redresse les abus de l'anatomie d'évolution. Soemmering et Meckel amenderont Gœthe et Oken; Vicq-d'Azyr-Buffon; Cuvier Lamark et Geoffroy Saint-Hilaire. En dehors de cette grande ligne, et par un jet spontané du génie, Bordeu empêche l'irritabilité vague et purement quantitative de Haller de favoriser un nouveau mécanicisme : il appuie solidement sur cette grande découverte le principe de la vie propre des organes proclamé par Van Helmont deux siècles auparavant, et rattache au vitalisme hippocratique cette idée féconde. Mais Bichat la cristallise aussitôt, et elle se perd sous les brillants artifices de sa méthode, qui sans racines dans l'anatomie comparée et l'embryogénie, ne représente pas la vie réelle et ne sert qu'à fournir à Broussais une base pour renverser l'ontologie médicale, et à ses successeurs pour systématiser les découvertes de l'anatomie pathologique. Tout se prépare donc; et lorsque la théorie de la substance sera achevée, les deux écoles anatomiques rivales, l'anatomie idéaliste ou leibnitzienne, et l'anatomie mécanique ou cartésienne, pourront apporter, chacune de son côté, les éléments nécessaires pour être convaincues d'erreur l'une et l'autre, et remplacées par le vitalisme organique. Hunter plus original et plus vigoureux que Bordeu, Cuvier et Bichat tous ensemble, le grand Hunter figure, sans éclectisme, cette forte union.

X

Que c'est une grave erreur que de rattacher Hunter à Bacon.

Dans le cours de la discussion philosophique avortée, à l'occasion de laquelle l'UNION MÉDICALE a bien voulu r'ouvrir ses colonnes à l'ébauché qu'on vient de lire, un orateur habile, baconien et numériste, a revendiqué J. Hunter pour l'école du Chancelier de Vérulam. L'indifférence avec laquelle la tribune académique a laissé passer ce propos, prouve combien nos esprits sont mécanisés par le *Novum Organon.*

Je croirais manquer à mon admiration pour le plus illustre pathologiste de notre temps, si je ne protestais pas contre un jugement pareil.

Hunter, comme je l'ai dit ailleurs (*Introduction* au *Traité de thérapeutique*, etc.), est souverainement lui-même. Il ne relève que de son génie et ne s'est inspiré rationnellement d'aucune école philosophique. Nous verrons cependant tout à l'heure quelle est celle à qui on peut en faire honneur. Nul esprit plus spontané, plus dégagé des méthodes, plus élancé vers l'avenir, commandant plus aux faits et moins leur esclave. C'est à titre de témoins qu'il semble les invoquer. Son esprit et le leur sont d'accord : on dirait qu'ils viennent se ranger à ses ordres, qu'ils accourent d'eux-mêmes vérifier ses vues et les montrer réalisées en eux. Y a-t-il là rien qui ressemble moins à un statisticien, à un numériste, aux procédés mécaniques de la soi-disant philosophie de Bacon ?

Serait-ce parce qu'il était un prodigieux observateur que Hunter devrait quelque chose à Bacon ? Hunter était un observateur né, et Bacon n'a jamais fait que des observateurs de profession, des machines à observer, des statisticiens aussi pénétrants en médecine que la machine de Pascal en arithmétique.

Mais au moins, Hunter aurait-il suivi, même à son insu, la méthode

baconienne? Juste ciel! on ne trouverait peut-être pas un seul médecin
dont l'esprit répugne plus à cette méthode que l'esprit de Hunter. Il est
aussi impossible d'être Hunter et de suivre Bacon, que d'être oiseau et
de ramper. Qu'on me montre dans ses œuvres la trace qu'il s'en soit
préoccupé un seul instant.....

Il est bien remarquable que tous les physiologistes, que tous les médecins qui se sont vantés d'être disciples de Bacon et ont appliqué systématiquement sa méthode, n'ont possédé ni l'esprit de la physiologie, ni
l'esprit de la médecine. Celui qui ferait ce raisonnement : Hunter est vitaliste jusqu'aux moelles, donc il n'est pas baconien, supprimerait sans
doute bien des intermédiaires, mais il n'en approcherait que plus immédiatement de la vérité.

XI

*Barthez physiologiste éminent mais paralysé par Bacon, n'aboutit qu'à
un vitalisme nominal. — F. Bérard renchérit sur Barthez ; il termine
la longue phase ontologique du vitalisme, représentée par l'illustre
école de Montpellier.*

On m'oppose Barthez et Bérard de Montpellier. Ceux là étaient bien
vitalistes sans doute ; et pourtant, qui plus qu'eux s'est paré de Bacon
et a plus fait profession de suivre sa méthode ?

D'abord, je pourrais répondre que du temps de Barthez, c'était la
mode. Le spiritualisme avait le dessous. Une réaction sensualiste vio-
lente et générale s'élevait comme pour servir de levier à la révolution
populaire menaçante. La grande œuvre scientifique du moment, l'*Encyclopédie* venait d'adopter l'*Arbre des connaissances* du chancelier
Bacon, cet arbre fameusement fertile où l'on voit que l'homme a trois
grandes facultés : l'entendement dont le fruit est la science, l'imagination où fleurit la poésie, et la mémoire d'où l'histoire naît. Il est pénible
de dire que cette puérilité emphatique donne une idée assez juste du
genre et de la portée philosophiques de Bacon. Barthez, encyclopédiste
lui-même, et qui avait la prétention d'élever à la physiologie un monu-
ment aussi colossal que l'*Encyclopédie* à l'universalité des connaissances

humaines, Barthez place ses *Nouveaux éléments de la science de l'homme* sous l'invocation de celui qui avait dit : *instauratio facienda est ab imis fundamentis.* Il en fut gravement puni. Son asservissement systématique aux principes de Bacon, peut être regardé comme une des causes principales de la stérilité dont fut frappé l'effort vigoureux et magistral qu'il tenta en faveur du vitalisme. Son œuvre est en permanente contradiction avec elle-même. Barthez est vitaliste en principe et par la nature de son esprit. La méthode Baconienne qu'il veut suivre ne peut prévaloir contre cette direction ; mais elle en paralyse l'essor et la borne autant que possible. Son vitalisme est négatif. Il se contente de prouver que les corps organisés sont animés par des forces différentes de celles qui meuvent les corps inertes ; mais il ne veut rien affirmer touchant la nature de ces forces, rien sur ce qu'elles sont par rapport aux autres forces de la nature. On doit, dit-il, se réduire à un scepticisme invincible sur la nature du principe de la vie dans l'homme. Et pourtant, il admet ce principe ; et sans en connaître la nature, il assure qu'il existe indépendamment et de l'âme pensante et de la mécanique du corps humain. Alors, qu'en fait-il? Un mot. Or, pendant que la méthode de Bacon lui dit que l'idée de force « n'est point sans doute une idée innée..... mais que l'homme la forme à l'occasion des idées qui lui viennent par les sens, » les vrais disciples de cette méthode qui ne veulent pas, et avec raison, se contenter d'un mot, soumettent la matière à des investigations directes, ils fouillent, décomposent, dissèquent, et refont l'organisme dissous et disséqué comme ils l'auraient fait de leurs propres mains, chimiquement et mécaniquement. Voilà un effet certain de la faiblesse que le baconisme a jetée dans l'esprit de Barthez. Il a fait avorter son vitalisme, et son vitalisme n'a accouché que d'un mot; et l'inanité de ce mot a rejeté la physiologie dans l'anatomisme moderne où elle a retrouvé des forces nouvelles pour consacrer le mécanicisme.

Les *Nouveaux éléments de la science de l'homme* largement vitalistes dans leur conception première, se débilitèrent donc sous l'influence de la méthode baconienne, et la fondation des principes de la physiologie fut indéfiniment ajournée.

Barthez, et c'est ici que Bacon le tient à la gorge et l'étouffe, Barthez ne veut jamais remonter au delà des causes qu'il appelle expérimentales, c'est-à-dire sensibles. Des causes expérimentales, une cause qui tombe sous les sens, quel langage ! Mais une cause ne tombe jamais sous les sens. C'est l'esprit seul qui la saisit, et il ne la saisit qu'en lui où l'idée en est éveillée par les successions de phénomènes qui frappent nos sens. Quand il s'est saisi lui-même comme la source et la substance d'où ses idées et ses perceptions sortent par une génération et une évolution incessantes, et qu'il sent que c'est bien lui qui les produit de son fonds, il est porté à concevoir de la même manière les propriétés qu'il observe dans les corps, et surtout dans les corps organisés, images plus vives encore que les corps inorganiques de cette production interne. Mais s'il ne rentre pas fortement en soi, qu'il se porte systématiquement au dehors, il ne saisit que des phénomènes ; et leur force productrice, leur cause interne, leur nature, il la remplace par un mot. Dès ce moment, la physiologie n'est plus qu'une œuvre de logique ; on perd de vue l'organisation et la vie réelle ; le vitalisme s'immobilise, et voilà notre-science divisée en deux camps, l'un où la vie est étudiée indépendamment de l'organisme, et l'autre où l'organisme est compris indépendamment de la vie. Telles sont les Ecoles de Montpellier et de Paris. C'est la méthode de Bacon qui a fait l'une et l'autre ce que nous les voyons aujourd'hui. Pour se réunir sans éclectisme et se fondre, il faut que chacune ait la force de secouer son Bacon.

Quant à F. Bérard, très inférieur à Barthez, il a été plus tristement baconisé. Chez lui, tout n'est qu'abstraction, que nominalisme prétentieux, sans la touche large et superbe du maître. Vous n'y saisissez jamais ni une réalité physique ni une réalité métaphysique. Il roule irrésistiblement sur la pente de scepticisme que Barthez lui a dressée. C'est le Pinel de l'École de Montpellier, c'est bien Bacon dans toute sa rigueur. Vitaliste d'instinct, spiritualiste de sentiment, il est sensualiste de fait, et empirique de par le grand chancelier d'Angleterre. Lorsqu'au nom de l'observation clinique, — pour laquelle il professe l'amour platonique le plus pur, — il sépare radicalement la médecine de la physiologie, et se condamne systématiquement à ignorer la nature de l'élément morbide, parce que Bacon ne lui permet pas de la scruter, on peut admirer le talent tout à fait distingué et les dehors philosophiques à l'aide desquels il rehausse et protége ses sophismes; mais au fond, que peut-on ressentir qu'une amère tristesse?

Bérard personnifie la chute d'une école illustre, issue d'Aristote par les Arabes, et qui, fidèle à son origine scolastique, a glorieusement représenté la longue période ontologique du vitalisme. La transformation baconienne de cette école était donc inévitable ; car la méthode de Bacon est, nous l'avons vu, le code de la scolastique ou de l'ontologie sensualiste.

XII

Hunter n'étant pas philosophe n'a pas laissé d'École; mais son vitalisme organique découle logiquement de la philosophie de Leibnitz.

Hunter n'a pas d'école, parce qu'il n'était pas philosophe. Comme un grand artiste, il est mort tout entier et n'a laissé ou que des exemples ou que des vérités partielles. Mais je l'ai dit, si ses doctrines médicales n'ont pas de filiation philosophique explicite, on peut leur assigner celle qu'il eût certainement avouée s'il n'eût pas pas été un philosophe sans le savoir. Les idées de Hunter descendent rationnellement de la philosophie de Leibnitz. La grande école cartésienne peut donc le revendiquer. Mais je l'aime mieux dans son indépendance et sa personnalité uniques. Il est plus lui-même, et ce qu'il perd en méthode, il le gagne en originalité. Cela le force souvent à deviner la nature et à créer de ces expressions hardies qui sont toute une philosophie, et quelquefois mieux entre ses mains libres et primitives.

L'activité de la matière; la vie propre des organes et sa spontanéité à l'infini ; l'antonomie de l'animal au milieu de ses conditions physiques d'existence, etc..., sont autant de points profonds qui l'unissent à l'auteur de la monadologie. L'homme qui croyait qu'il suffit à une partie vivante d'être *exposée*, c'est-à-dire placée hors de son atmosphère vitale, pour s'altérer, s'enflammer indépendamment de l'influence de toute autre atmosphère, n'était-il pas absolu en vitalisme? Mais son instinct sûr du vrai le préserve de l'harmonie préétablie. Lisez plutôt la page suivante — que tout professeur de physiologie devrait réciter matin et soir — et mon rapprochement vous frappera : « ...... La matière animale vivante a, dans chacune de ses parties, un principe d'action indépendant de celui de toutes les autres ; et toutes les fois que l'action d'une partie (action qui est toujours causée par le principe vital), devient la cause d'une action dans une autre partie, c'est en stimulant le principe vital de cette autre partie ; de sorte que l'action, dans cette dernière, est l'effet de son principe vital, aussi bien que dans la première, l'action était l'effet du principe vital de cette première partie. Le principe vital est donc la cause immédiate de l'action dans toutes les parties ; il est donc essentiel à chaque partie, et se montre la propriété de chacune, au même titre que la gravité est la propriété de chacune des particules de matière qui composent toute la masse. Ainsi donc, chaque particule de matière animale, considérée individuellement, est douée de la vie, et la plus petite partie que l'on puisse isoler par la pensée, est aussi vivante que l'ensemble. » *(Œuvres complètes de Hunter,* t. I, p. 257.) Qui a écrit ces lignes ? Est-ce Leibnitz ? est-ce Hunter ?.....

Cependant, je le répète, il n'y a pas d'école huntérienne proprement dite, et il ne peut y en avoir. Une école médicale représente un ensemble de principes généraux rattachés à une des grandes écoles philosophiques qui se disputent l'empire de la pensée depuis que l'homme a cherché à se rendre compte de lui-même ; et on ne trouve rien de semblable dans Hunter. A l'époque où il vivait, la métaphysique de la vie à laquelle on pourrait relier les admirables vues de son génie physiologique, n'existait pas encore. Si on la possédait actuellement, nul doute que ces beaux travaux ne lui empruntassent une généralité infiniment féconde, et qu'elle ne les fît passer dans les esprits, car elles y sont à peine ; je n'en excepte pas les partisans de Hunter. On ne détruit des principes qu'avec des principes. Hunter reste trop souvent enfermé dans son originalité profonde. Se savait-il lui-même tout entier ? J'en doute. Un seul mot suppose quelquefois chez lui tout un monde d'idées nouvelles, et perce l'avenir. Il ne faudra rien moins qu'une révolution philosophique et médicale, pour ouvrir les trésors cachés dans les rudes productions de ce génie.

XIII

La théorie de la substance et de l'infini est fondée de nos jours par M. Bor-das-Demoulin. — Elle fournit à Hunter et aux expérimentateurs qui ont l'instinct vitaliste, la base philosophique qui leur manque. — Le spiritualisme a créé les sciences exactes; il créera la physiologie, et peut seul régénérer la médecine.

Enfin, les fondements d'une théorie de la substance et de l'infini ont été posés de nos jours avec une fermeté et une exactitude mataphysiques où la science la plus avancée peut s'appuyer sans crainte. Dans son ouvrage couronné par l'Institut, qui a pour titre : *Le Cartésianisme ou la véritable rénovation des sciences,* M. Bordas–Demoulin a dominé son sujet. On y sent un maître. C'est une force et une sévérité inconnues depuis le xviiᵉ siècle. Nos éclectiques avaient déshabitué la philosophie de cette profondeur d'une pensée simple et juste, de cette mâle sobriété de l'expression propre. L'œuvre est terminée par la *Théorie de la subs-tance et de l'infini,* où l'esprit se repose après avoir suivi avec un inté-rêt puissant les plus grands débats élevés par la science moderne sur cette question fondamentale. L'auteur s'y mêle avec une autorité qui n'attend que la distance de l'histoire pour être jugée souvent égale et quelquefois supérieure à celle des penseurs illustres qui occupent la scène. Au xviiᵉ siècle, cette théorie eût imprimé leur direction aux tra-vaux scientifiques. La physiologie, surtout, s'en fût inspirée. Aujourd'hui, on est tellement extérieur, le sensualisme a si bien passé dans les esprits et le baconisme dans la science, qu'on ne se demande plus même à quelle condition l'homme pense et connaît, et pourquoi l'animal qui sent, ne connaît ni ne pense. La vérité est dans les choses, et on aime tant la vérité, qu'on n'est jamais en soi ! Qu'y ferait-on? N'admettant de sub-stance que celle des corps, à quoi bon en chercher la notion dans son esprit? Est-il une substance pour laisser voir à qui le scrute dans ses éléments intelligibles ou ses idées fondamentales, la substance même connue par soi et nous représentant ainsi la constitution et la manière d'être de toutes les autres substances? Une substance immatérielle ! cela paraît une contradiction dans les termes... Ainsi, on se nie soi-même. on se confond avec son corps, et son corps avec la nature physique. N'ayant pas d'autres propriétés qu'elle, on ne peut réfléchir qu'elle ; ne saisissant pas en soi la vie, on ne la voit nulle part.

Si on a l'instinct de l'observation physiologique, une curiosité expérimentale pénétrante et juste, tant mieux : on découvrira des faits précieux et bien vitaux ; mais à moins de s'approfondir soi-même dans les idées qui nous les représentent, on pourra tout au plus arracher ces faits à l'erreur, on ne les donnera pas à la vérité. C'est beaucoup que d'être un de ces curieux de la nature, doués de tout ce qu'il faut pour extraire de son sein des matières de prix ; mais si la science des sciences n'est pas là, ces découvertes s'ignorent elles-mêmes et se perdent dans l'isolement. Rien ne se tient dans les faits, parce que rien ne se tient dans la pensée. Le caractère du beau et du vrai, l'unité est absente : il n'y a pas connaissance. Quant à la masse qui n'a pas le génie de l'observation, tant pis pour elle : elle est condamnée aux ténèbres et à l'erreur. Eh bien, cet esprit qui souffle où il veut, la philosophie ne le donne pas, sans doute, mais elle y supplée. La philosophie, c'est une sorte de génie acquis ; c'est la vue de l'esprit par lui-même.

Il n'y a donc de philosophie que dans le spiritualisme. Lui seul, contemplant la génération intérieure des idées et leur union immanente avec la source vive qui les produit, peut transporter cette intuition aux objets de la nature et donner la certitude parfaite que ceux-ci vivent et agissent par les mêmes lois, puisqu'ils ont pour auteur Dieu qui n'a pu les créer que d'après ses idées, et que notre esprit lui-même, est fait à l'image et ressemblance du sien.

S'il ne se saisit que dans un point, il ne verra que ce point dans les choses ; il sera systématique. S'il se saisit mal, il les verra faussement. S'il se saisit tout entier, il sera profond.

Voilà tout Platon, tout Descartes ; voilà tout le Spiritualisme, père des sciences !

Ma tâche est finie. Je recommande l'étude et la méditation de notre grande école. Mon lecteur y sera guidé par le philosophe éminent, par le savant vénérable dont je lui ai signalé plus haut l'œuvre originale et profonde. J'aime mieux qu'on apprenne là tout ce que je dois à ce maître, que de le dire longuement ici (1).

Vingt années d'observation clinique d'accord et identifiées avec cette philosophie, m'ont conduit à une doctrine nouvelle de l'Élément morbide. J'y expose mes idées sur la santé, la maladie, la médecine et leurs rapports. Si les praticiens indépendants y reconnaissaient, à l'état de principe et de raison médicale, les instincts transcendants qui dirigent leur prognose et inspirent leurs conseils, la Philosophie n'y gagnerait pas moins que la Médecine : elles sont sœurs depuis Hippocrate. Cependant, ce grand homme est loué pour avoir, le premier, séparé la Médecine de la Philosophie. Oui, de la philosophie de l'école matérialiste d'Elée qui confondait, comme Bacon, la physique avec la philosophie. C'est donc pour avoir séparé la Médecine, non de la Philosophie proprement dite, mais de la physique à qui elle ne doit emprunter que des secours et non ses principes ; c'est, en un mot, pour l'avoir fondée sur la connaissance de la nature humaine telle que l'entendaient l'école pythagoricienne et l'école socratique réunies plus tard dans Platon, qu'Hippocrate a mérité le titre de Père de la médecine. *Medicus philosophus æqualis Deo habetur.* (Hippoc. *De deccuti habitu.*)

Jeunes gens, qui lisez ces pages disputées ligne par ligne au labeur journalier de l'observation et de la pratique, commencez à secouer la servitude des sens ! Le réveil de la pensée doit être précédé de vos aspirations. Ne les demandez pas à vos maîtres. Ils en ont puisé d'utiles dans la nécessité pressante de ramasser des faits physiquement exacts pour traverser la phase anatomique de la Médecine moderne. C'est l'ex-

(1) *Le Cartésianisme, ou la véritable rénovation des sciences,* ouvrage couronné par l'Institut, suivi de la *Théorie de la substance et de celle de l'infini,* par Bordas-Demoulin ; précédé d'un *Discours sur la réformation de la philosophie au xixe siècle,* pour servir d'introduction générale ; par F. Huet, professeur à la Faculté de philosophie et lettres de Gand, 2 vol. in-8°, Paris, 1843. — *Mélanges philosophiques et religieux,* par Bordas-Demoulin, Paris, 1846. — *Éléments de philosophie pure et appliquée,* 1 vol. Paris, 184F, par F. Huet.

cuse de leur baconisme. L'homme est condamné à morceler son travail sans le savoir. Il n'éclaire qu'un point à la fois ; mais il a besoin de croire que cette parcelle est un monde. Sans cela, elle ne lui semblerait pas digne de sa vie et de ses efforts. Il lui faut un système, il lui faut l'unité : tant l'esprit est invinciblement poussé à se saisir tout entier dans les choses ! Vos maîtres aussi, ont subi cette illusion salutaire ; ce n'est pas à eux à la perdre. Si la paille abonde dans leurs gerbes, le bon grain sera plus abondant encore. Comme des moissonneurs fatigués, ils peuvent dormir sur leur faucille. A vous l'avenir ! Ce qui nous a stimulés hier, c'est ce qui nous arrêterait aujourd'hui. Ne confondez pas le sensualisme avec l'observation. C'est l'esprit qui observe avec le ministère des sens. Il y a toujours quatre ordres distincts qui y concourent : nos idées, les idées divines, notre système sensible et le fait extérieur. Tout cela est renfermé dans un acte en apparence indivisible de l'esprit qui observe ou qui pense à la chose observée. Songez à ce que le médecin gagnerait à le savoir et à saisir la part de chaque facteur. Comme cela développerait et son intelligence et ses sens, et leurs moyens auxiliaires !

Rentrez en vous, jeunes gens ; c'est là qu'on s'affranchit. Ne craignez rien pour les destinées de l'observation et de l'expérience. Nous vivons dans un siècle qui ne néglige pas la matière. Scrutez-la infatigablement. Que toutes les voies d'investigation vous soient familières. La chimie et le microscope détrôneront tous les jours un peu la médecine chimique et anatomique. Étudiez avec prédilection l'anatomie comparée et l'embryogénie. Elles sont, avec la clinique, le trépied de la physiologie ; elles sont le recueil sacré des expériences et des méthodes de la nature elle-même. L'expérimentation artificielle ne vient qu'après : maîtresse d'erreurs si elle veut s'élever au-dessus d'elles et s'en passer ; lumineuse et décisive quand elle s'y subordonne, et surtout qu'elle s'en inspire.

Il n'est plus dangereux de prêcher l'esprit, les idées, la philosophie, la féconde audace des hypothèses. Partout, au contraire, des expériences et des faits pleins d'un esprit nouveau, semblent étonnés de se trouver au milieu d'une physiologie mécanique. Ils ne sont pas chez eux; ils sollicitent un progrès dans la doctrine de la vie. Qui l'accomplira ? Croit-on encore, comme aux beaux jours de la médecine numérique, qu'il suffise d'additionner ces faits pour en tirer leurs principes ou leurs lois générales ? Nous savons maintenant qu'ils n'y sont pas contenus...... Pour induire il faut avoir un but; pour déduire il faut un point de départ. Qui les donnera ? Pour que l'idée et le fait se rencontrent et s'unissent, il est nécessaire de posséder et l'idée et le fait. Qu'ils se développent mutuellement, que leur rapprochement soit fécond, qui en doute ? mais cela suppose précisément qu'ils sont d'un ordre différent et ne sortent pas l'un de l'autre. Les faits de la science moderne sont saturés de vitalisme, et le vitalisme manque à la science moderne... Qu'est-ce que cela signifie ? que c'est en vain que les faits frappent de leurs coups redoublés les intelligences murées par Bacon. Si le spiritualisme n'ouvre aux idées, les faits périront isolés.

Je vois parmi mes jeunes collègues des hôpitaux et parmi leurs émules; je vois dans une Société naissante dont le titre oblige, tous les germes du vitalisme nouveau élaborés et tendus; je ne vois pas l'esprit qui vivifie. Qu'on ne cherche pas en dehors de la Philosophie dont je viens d'esquisser les principes, de quoi organiser ces germes remplis d'avenir. Je ne daignerais pas répondre à qui m'objecterait que les travaux de la pensée peuvent détourner des travaux de l'observation. Ils les régleront, ils les épureront, surtout ils les rendront fructueux pour les hommes. Le sensualisme est plus curieux que généreux. C'est un beau privilége de la Médecine, par où elle se rapproche des sciences morales, que ses vérités les plus profondes sont aussi les plus pratiques.

Non, l'observation ne périclitera pas. Il n'est au pouvoir de personne de rejeter sur la nature le voile qui la dérobait aux scolastiques. L'homme a reconquis son domaine. N'irritons plus son élan vers les explorations matérielles : elles sont lancées et vont de soi. Elevons-le plutôt au-dessus, pour qu'il n'en devienne pas l'esclave, et que le globe soit proprement son domaine, le lieu où il domine et règne par la pensée.

Pas de travaux scientifiques sans liberté d'esprit; pas de liberté de l'esprit sans l'affranchissement de l'âme, sans la liberté de l'homme intérieur.

Le sensualiste Bacon est toute sa vie esclave de la vanité, de l'ambition des cours, d'un puéril amour des titres, etc... C'est quelque chose au-dessous d'un esclave, c'est un favori. Il lui faut un train, de l'argent, des oripeaux. Ame basse, il vend la justice ; âme faible, il ne sait pas supporter sa disgrâce. Pour rentrer dans ses dignités de courtisan, il abdique toute dignité d'homme entre les mains d'un roi son maître. Il va nous révéler lui-même le secret de cette existence honteuse pour un philosophe : c'est qu'il n'a pas pratiqué le *Connais-toi toi-même !* « Mon âme, dit-il, a été pour moi une étrangère. Depuis que je me connais, elle n'a été pour rien dans les occupations de mon état, etc... » Cet aveu n'est pas la moindre gloire de Bacon.

Voyez, à côté, l'austère et puissante figure du spiritualiste Descartes. Quel contraste ! La vie de ces deux hommes est aussi différente que leurs œuvres. Ici, la liberté, l'audace même des idées annoncent la souveraine indépendance de l'esprit, et celle-ci une souveraine domination de l'âme sur l'homme inférieur. Bacon est toujours hors de soi, occupé de ce que disent les hommes. Descartes à qui on parle de ses critiques : « Des critiques, dit-il, moi qui ignore s'il y a des hommes ! » Il fuit le monde pour se trouver ; la connaissance de lui-même lui donne la connaissance de Dieu et de l'univers. *Benè qui latuit, benè vixit,* répétait-il sans cesse. Et lorsque encore dans la force de l'âge, frappé d'une fluxion de poitrine, il sent, à la violence du coup, qu'il faut quitter la terre : « Allons, mon âme, dit le philosophe mourant, il y a longtemps que tu es captive ; voici l'heure de sortir de prison ; il faut souffrir la séparation de ton corps avec courage et avec joie. »

L'État sait bien que la CONNAISSANCE DE SOI-MÊME affranchit. . . . . . Rendez-lui donc grâce, jeunes gens, pour le paternel intérêt avec lequel il écarte de vos lèvres la coupe empoisonnée de la PHILOSOPHIE, qui pourrait hélas ! préserver vos âmes des doctrines médicales grossières que ses écoles vous enseignent.

La médecine s'indigne de sa considération qui fuit. Elle assemble des congrès pour se décréter l'honneur et la fortune, etc... Qu'elle essaie de pallier par des institutions et des lois le mal interne qui amoindrit son corps, je souhaite qu'elle réussisse, mais je ne l'espère pas. C'est le sensualisme qui l'a dégradée; le spiritualisme seul la relèvera.

Paris.—Typographie Félix Malteste et Ce, rue des Deux-Portes-St-Sauveur, 22.

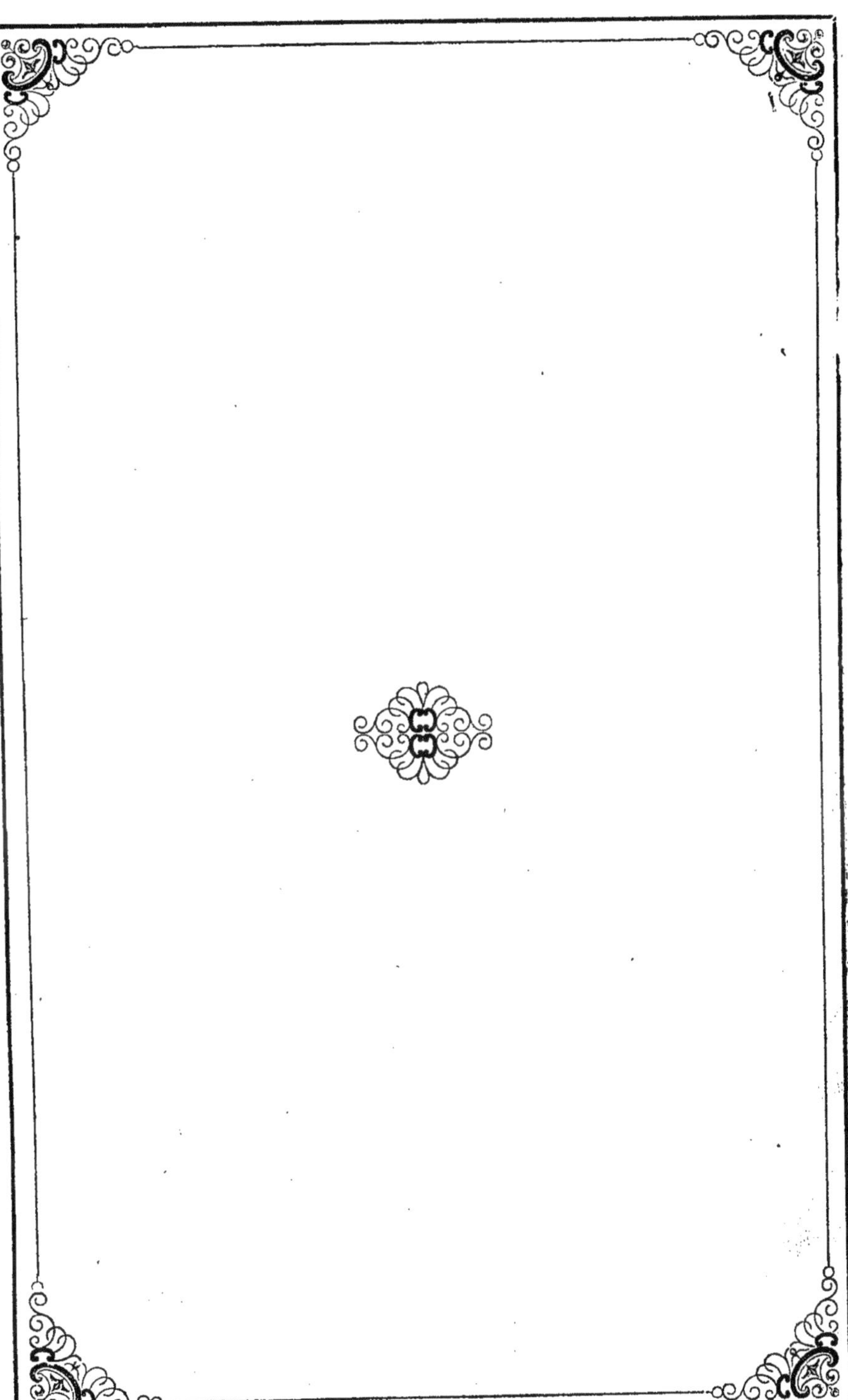

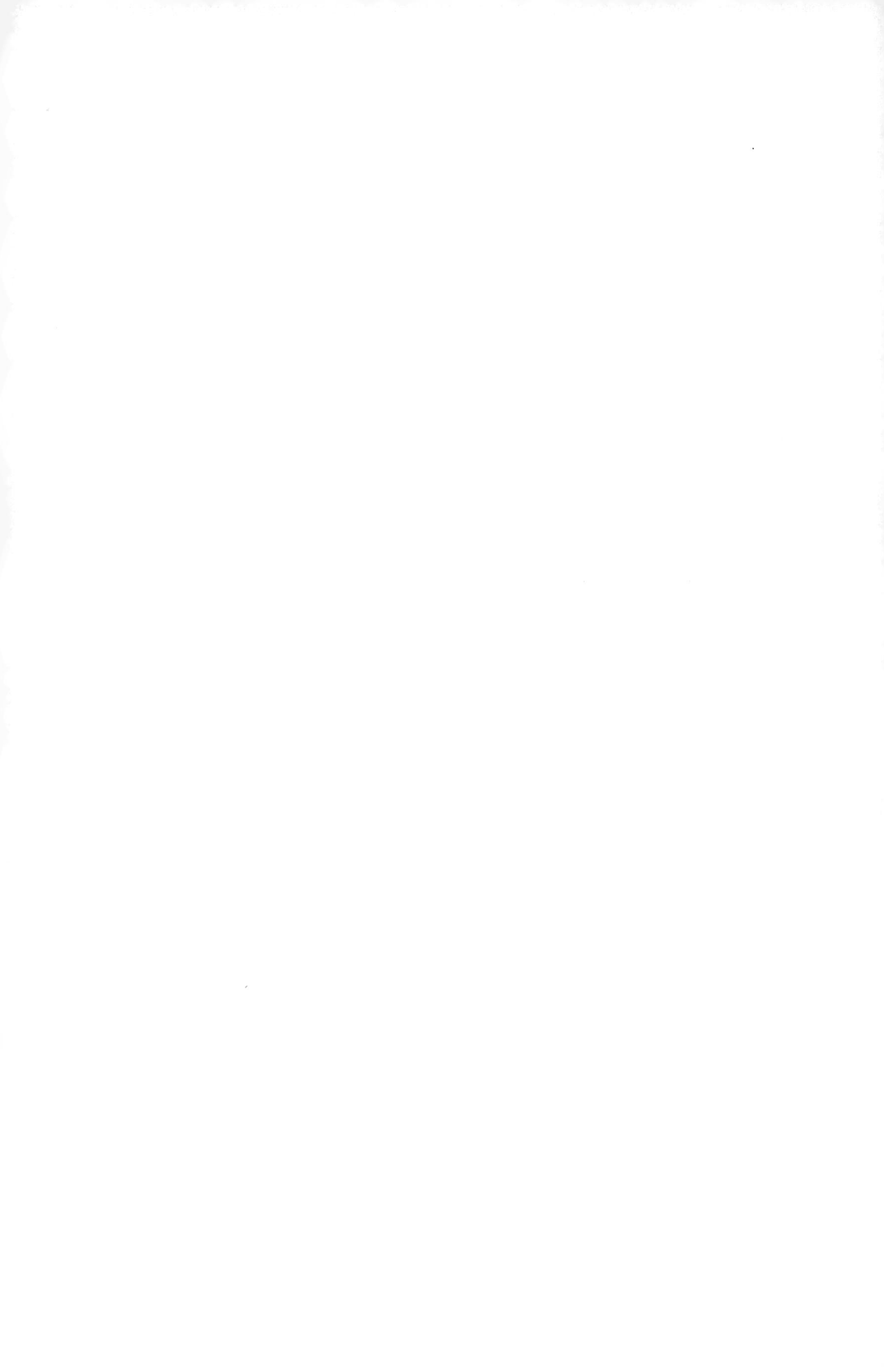

www.ingramcontent.com/pod-product-compliance
Ingram Content Group UK Ltd.
Pitfield, Milton Keynes, MK11 3LW, UK
UKHW022244120726
13694UKWH00003B/967